潰瘍性大腸炎
の診療ガイド

NPO法人 日本炎症性腸疾患協会（CCFJ）編

第4版

JN028787

文光堂

● 編集

NPO法人 日本炎症性腸疾患協会（CCFJ）
（理事長：杉田　昭）

● 執筆者一覧（執筆順）

平井　郁仁　　福岡大学医学部消化器内科学講座主任教授

横山　薫　　　北里大学医学部消化器内科学講師

林　宏行　　　横浜市立市民病院病理診断科科長

長沼　誠　　　関西医科大学内科学第三講座主任教授

桑原　隆一　　兵庫医科大学炎症性腸疾患外科助教

池内　浩基　　兵庫医科大学炎症性腸疾患外科主任教授

髙津　典孝　　福岡大学筑紫病院炎症性腸疾患センター助教

篠崎　大　　　東京大学医科学研究所附属病院外科准教授

余田　篤　　　大阪医科大学小児科功労教授

穂苅　量太　　防衛医科大学校内科学講座（消化器）教授

小林　清典　　北里大学医学部新世紀医療開発センター横断的医療領域開発部門教授

猿田　雅之　　東京慈恵会医科大学内科学講座消化器・肝臓内科主任教授

利益相反（COI）

2017年1月〜2019年12月の期間における，「潰瘍性大腸炎の診療ガイド第4版」の編集者および執筆者と，本書の内容に関係する企業・組織または団体との利益相反状況は以下の通りである．

利益相反状況の開示項目
① 報酬額（1つの企業・団体から年間100万円以上）
② 株式の利益（1つの企業から年間100万円以上，あるいは当該株式の5％以上保有）
③ 特許使用料（1つにつき年間100万円以上）
④ 講演料（1つの企業・団体からの年間合計50万円以上）
⑤ 原稿料（1つの企業・団体から年間合計50万円以上）
⑥ 研究費・助成金などの総額（1つの企業・団体から，医学系研究（共同研究，受託研究，治験など）に対して，申告者が実質的に使途を決定し得る研究契約金で実際に割り当てられた100万円以上のものを記載）
⑦ 奨学（奨励）寄附金などの総額（1つの企業・団体からの奨学寄附金を共有する所属部局（講座，分野あるいは研究室など）に対して，申告者が実質的に使途を決定し得る研究契約金で実際に割り当てられた100万円以上のものを記載）
⑧ 企業などが提供する寄附講座（実質的に使途を決定し得る寄附金で実際に割り当てられた100万円以上のものを記載）
⑨ 旅費，贈答品などの受領（1つの企業・団体から年間5万円以上）

※該当する場合は，具体的な企業名を記載，該当しない場合は"該当なし"と記載
※法人表記は省略．企業名は2020年11月現在の名称とした．

利益相反状況の開示

氏名	利益相反状況の開示項目
杉田　昭	全項目該当なし
平井　郁仁	⑥日本イーライリリー，ヤンセンファーマ，⑦アッヴィ，あゆみ製薬，旭化成メディカル，EAファーマ，エーザイ，大塚製薬，キッセイ薬品工業，持田製薬，⑧アッヴィ，EAファーマ，JIMRO，杏林製薬，ゼリア新薬工業，田辺三菱製薬 その他の項目は該当なし
横山　薫	④アッヴィ，武田薬品工業，田辺三菱製薬，持田製薬 その他の項目は該当なし
林　宏行	全項目該当なし
長沼　誠	④武田薬品工業，ファイザー，⑥持田製薬，⑦EAファーマ その他の項目は該当なし
桑原　隆一	全項目該当なし
池内　浩基	④田辺三菱製薬，アッヴィ その他の項目は該当なし
髙津　典孝	全項目該当なし

氏名	利益相反状況の開示項目
篠崎　　大	全項目該当なし
余田　　篤	全項目該当なし
穂苅　量太	⑦EAファーマ その他の項目は該当なし
小林　清典	全項目該当なし
猿田　雅之	④ヤンセンファーマ，田辺三菱製薬，武田薬品工業，アッヴィ，持田製薬，ファイザー，ゼリア新薬工業，キッセイ薬品工業，⑤EAファーマ，⑦EAファーマ，ゼリア新薬工業，持田製薬，大塚製薬 その他の項目は該当なし

第4版
刊行にあたって

　潰瘍性大腸炎はわが国で増加し，患者数は現在30万人に及ぶといわれています．厚生労働省難治性炎症性腸管障害に関する調査研究班の指針や欧米の各種ガイドラインが定期的に追記，改訂され，本症に対する知見の実臨床，臨床研究による更新が患者さんの診療には必須と考えられます．

　本診療ガイドはまだ症例数が少なかった2007年に本症の診断，治療を実臨床で普遍的に行うことを目的に初版が刊行され，その後臨床面での進歩に伴って2011年に第2版，2016年に第3版が刊行されて実臨床のガイドブックとしてご利用いただいてきました．近年は診断に関して本症の病態の解明，長期経過例に合併する悪性腫瘍の早期診断，高齢者に発生する本症の特徴などが注目されて診断面でのさらなる進歩と詳細化があり，治療に関して内科治療では多くの新規の有効な薬剤が臨床で使用できるようになるとともに，外科治療では治療成績の安定化や生活の質の改善などがみられています．これらの新しい診断，治療はその有効性と問題点を検証し，そのうえで診断，治療を確立して実臨床で患者さんの診療に役立てる必要があります．本診療ガイド第4版はこれらの観点から従来の項目を多くの点で改訂，追記して，現在の診療に役立てることのできる最新の内容を読者の皆さんにお届けすることを目的に刊行されました．

　本第4版を刊行するにあたり，ご尽力いただきました執筆者の先生方，本書の刊行にご支援をいただきました多くの関係者の皆さんにお礼を申し上げます．是非，本書の内容を皆さんの日々の実臨床に役立てていただきたいと思います．

　2021年　新春

NPO法人 日本炎症性腸疾患協会（CCFJ）理事長

杉田　昭

初版
刊行にあたって

　　潰瘍性大腸炎の患者数は年々増加して，現在8万人を超えており，厚生労働省の特定疾患の中でも数が多い疾患です．最近は下部消化管を専門とする医師だけでなく，他の分野の医師も本症の患者の医療にかかわる機会が増えてきています．

　　治療指針が出ている現在でも，治療経験の少ない医師などから紹介されると，食事，生活の制限が強すぎる指導や，緩解しても長期間ステロイドが投与されている例，過量な薬剤投与が行われている例，病態にそぐわない治療が行われている例などが数多く見受けられます．

　　本症に関して先進的，あるいは基礎的研究，厚生労働省の研究班の業績，大きな著書，医学雑誌の特集などが数多く発表され，刊行されていますが，専門的すぎたり，膨大であったりして，日常診療にすぐに役立つ簡潔で，コンパクトにまとめられたものは少ないのが現状です．

　　本書は名前のとおり，ガイドブックであり，総論や長い解説書のような理論書ではなく，町を歩くときの地図のような実用書として企画され，中では必要事項が項目別に整理され，それらに対する方針が明確に示されています．

　　このガイドブックの著者は炎症性腸疾患の治療に豊富な経験を持つ専門家であり，本疾患の治療にあたる医師，卒後臨床研修医などの方々の適切な治療に役立つことを願っています．

　　本ガイドブックの刊行にあたり，ご協力いただいた分担著者の方々，文光堂に深く感謝いたします．

　　　平成19年9月吉日

　　　　　　　NPO法人 日本炎症性腸疾患協会（CCFJ）理事長

　　　　　　　　福島恒男

Contents

第5章 外科治療

第6章 長期経過

第7章 癌化・サーベイランス

第8章 小　児

第1章

診断と分類

はじめに

- 潰瘍性大腸炎（ulcerative colitis：UC）では，粘血便，下痢，腹痛などの症状にて発症することが多い．症状は持続性または反復性である．
- 鑑別には海外渡航歴，服薬，喫煙，家族歴聴取などの問診，非ステロイド性抗炎症薬（non-steroidal anti-inflammatory drug：NSAID）や抗菌薬などの薬剤処方歴の確認が必要である．
- 症状から UC を疑った場合，大腸内視鏡検査および病理組織学的検査を行い，典型所見を確認する．
- UC を確定診断するには，感染性腸炎を含めたほかの炎症性疾患を十分に鑑別することが重要である．
- 感染性腸炎との鑑別には，内視鏡や病理組織所見のほかに，発症後の経過，罹患範囲，各種培養検査などが重要である．
- UC と確定診断した場合，治療選択のために罹患範囲，臨床的および内視鏡的活動性，腸管外合併症の有無などを把握する必要がある．
- 日本では，臨床的活動性指標として厚生労働省の難治性炎症性腸管障害に関する研究班（以下，研究班）による重症度分類が汎用される．
- 世界的には Mayo Score（4つのサブスコアからなり，各々0～3で点数化される12点満点のスコア）[1] が最も用いられている．

1 概念・疫学

- 一般に，狭義の炎症性腸疾患（inflammatory bowel disease：IBD）は UC とクローン病（Crohn's disease：CD）の両疾患を意味する．
- UC は，主として粘膜を侵し，しばしばびらんや潰瘍を形成する大腸の原因不明のびまん性非特異性炎症である[2]．
- 日本の UC 患者は増加傾向にあり，研究班の疫学調査に基づく 2014 年の患者数は 219,685 人（10万人あたり 172.9 人）と推定されている[3]．

2 診断へのアプローチ

- UC を疑った場合の診断的アプローチを，図1に示す[4]．

● 症状・問診

- UC の症状として一般的なものは，粘血便，下痢，腹痛などである．特に粘血便は診断基準に取り上げられている症状であり，一過性ではなく持続性または反復性の症状が続

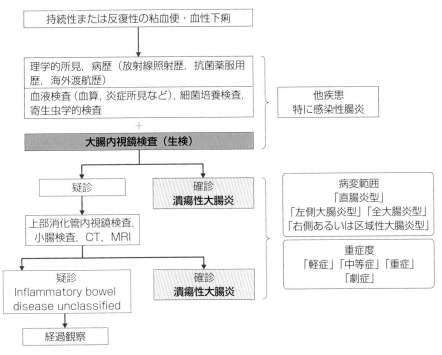

図1　潰瘍性大腸炎の診断的アプローチ

（文献2）より引用・改変）

いている場合あるいは過去にその既往があることが重要である.

● 全身症状として，貧血，発熱，体重減少の有無や程度を確認する.

● 関節炎など頻度の高い腸管外合併症の有無を確認する.

● 問診では，海外渡航歴，家族歴，NSAID や抗菌薬などの処方歴などを聴取する.

● 喫煙については，日本でも禁煙後の UC 発症増加が報告されており[5]，過去喫煙も含めて聴取する.

3 診断確定と鑑別疾患

● 確定診断は，研究班診断基準（**表1**）[2]に沿って行う.

● 画像検査としては，内視鏡検査と注腸 X 線検査の特徴像が記載されているが，近年は X 線検査で診断することはまれで，ほとんどが内視鏡検査で診断される.

● UC を疑ったときに行う内視鏡検査の際には，診断基準に記載されている特徴的な所見，すなわち血管透見像消失，粗糙または細顆粒状の粘膜，易出血性（接触出血），粘血膿性の分泌物付着，びらん，潰瘍および偽ポリポーシスなどの有無や程度に留意すべきである.

● これらの所見は，基本的に直腸から口側に連続性，びまん性に認めることが UC の特徴である.

● 感染性腸炎との鑑別はきわめて重要である. 細菌性赤痢，*Clostridioides difficile* 腸炎,

表1 潰瘍性大腸炎の診断基準（2020年1月改訂）

A. 臨床症状：持続性または反復性の粘血・血便，あるいはその既往がある．

B. ① 内視鏡検査：ⅰ）粘膜はびまん性におかされ，血管透見像は消失し，粗ぞうまたは細顆粒状を呈する．さらに，もろくて易出血性（接触出血）を伴い，粘血膿性の分泌物が付着しているか，ⅱ）多発性のびらん，潰瘍あるいは偽ポリポーシスを認める．ⅲ）原則として病変は直腸から連続して認める．

② 注腸X線検査：ⅰ）粗ぞうまたは細顆粒状の粘膜表面のびまん性変化，ⅱ）多発性のびらん，潰瘍，ⅲ）偽ポリポーシスを認める．その他，ハウストラの消失（鉛管像）や腸管の狭小・短縮が認められる．

C. 生検組織学的検査：活動期では粘膜全層にびまん性炎症性細胞浸潤，陰窩膿瘍，高度な杯細胞減少が認められる．いずれも非特異的所見であるので，総合的に判断する．寛解期では腺の配列異常（蛇行・分岐），萎縮が残存する．上記変化は通常直腸から連続性に口側にみられる．

確診例：
　[1] AのほかBの①または②，およびCを満たすもの．
　[2] Bの①または②，およびCを複数回にわたって満たすもの．
　[3] 切除手術または剖検により，肉眼的および組織学的に本症に特徴的な所見を認めるもの．

（文献2）より引用）

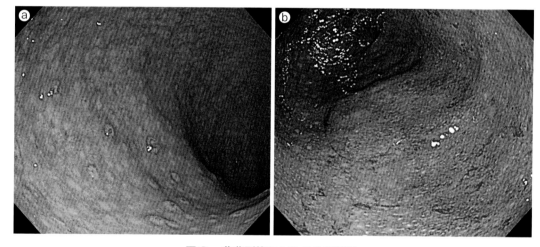

図2 非典型的なUCの内視鏡像

a：軽度の粘血便あり内視鏡施行．血管透見像がわずかに残存した直腸に発赤とリンパ濾胞様隆起の多発を認める．
b：経過観察中に症状増悪し，内視鏡的にも血管透見像が完全に消失し，小びらんと発赤を認め，典型的なUCに進展している．

● アメーバ性大腸炎，サルモネラ腸炎，カンピロバクター腸炎，大腸結核，クラミジア腸炎などは臨床像や局所の内視鏡所見がUCに類似することがある．

● 疑わしい感染性腸炎の診断に必要な検査（便培養，腸粘膜の培養，生検，血清学的検査など）を適切に施行し，鑑別すべきである．

● 鑑別すべき非感染性疾患としては，CD，放射線大腸炎，薬剤性大腸炎，リンパ濾胞増殖症，虚血性大腸炎，腸管型ベーチェット病などがあげられる．

● 非典型的なUCとして，多発するリンパ濾胞やアフタを認めるのみで，病巣内の一部の粘膜に血管透見像が保たれていることがある（**図2**）．病初期に多く，CDやリンパ濾胞増殖症との鑑別に留意する．

- 一部の感染性腸炎，CD，腸管型ベーチェット病では局所的に UC 様の粘膜所見を呈することがあるので注意を要する．UC では，連続性やびまん性に病変を認め，遠位大腸でより炎症が高度であることが多い．生検にてこれらの特徴を病理組織学的に確認することが有用な場合もある．
- 所見が軽度で診断が確実でないものは「疑診」として取り扱い，後日再燃時などに明確な所見が得られたときに本症と「確診」する．

MEMO　**鑑別困難例**

> CD と UC の鑑別困難例が問題になることがある．かつては indeterminate colitis（IC）と呼んでいたが，最近では，内視鏡や生検所見を含めた臨床像で確定診断が得られない症例を inflammatory bowel disease unclassified（IBDU），切除術後標本の病理組織学的な検索後も確定診断できない症例のみが IC として取り扱われる．時間の経過とともに，いずれかの疾患の特徴的な所見が出現する場合があり，十分な経過観察が必要である．なお，家族性地中海熱などの自己炎症症候群が IBDU とされ，経過観察される場合があり，非典型的な症状や経過を示す際にはこれらの疾患も鑑別疾患として考慮する必要がある．

4　病態（病型，病期，重症度）の分類

❶ 病変の拡がりによる病型分類

- UC は罹患範囲により，全大腸炎型，左側大腸炎型，直腸炎型，右側あるいは区域性大腸炎[注1] に分けられる．
- 直腸炎型や左側結腸炎型であっても，虫垂開口部近傍に非連続性病変を認めることがある．

[注1] 左側大腸炎は，病変の範囲が脾彎曲部を越えていないものと定義される．右側あるいは区域性大腸炎はまれであり，CD や大腸結核との鑑別が困難なこともあり，診断は経過観察や切除手術または剖検の結果を待ってなされることもある．

❷ 臨床経過による分類

- UC は，慢性疾患であり根治療法がないとされており，長期の経過や治療反応性は個々の症例によって異なる．
- 臨床経過は，再燃寛解型，慢性持続型，急性劇症型（急性電撃型），初回発作型に分けられる．
- 再燃寛解型は再燃と寛解を繰り返す経過であるが，再燃と再燃の間隔は個々の病態や治療反応性により異なる．
- 慢性持続型は初回発作より 6 ヵ月以上活動期にあるものである．
- 急性劇症型（急性電撃型）はきわめて激烈な症状で発症し，中毒性巨大結腸症，穿孔，敗血症などの合併症を伴うことが多い．

❸ 病期の分類

- 活動期と寛解期に分けられる^{注2)}.

- 活動期は血便を訴え，内視鏡的に血管透見像の消失，易出血性，びらん，または潰瘍などを認める状態である.

- 寛解期は血便が消失し，内視鏡的には活動期の所見が消失し，血管透見像が出現した状態をいう.

注2) 厳密には症状などの臨床的病期と内視鏡的病期は区別することが多いが，ここでは診断基準の記載に沿った定義を用いた．それぞれの詳細は次に述べる臨床的重症度や2章の内視鏡分類（p.17）を参照のこと．

❹ 臨床的重症度による分類

- 症状，身体所見および検査値により軽症，中等症，重症に分けられる（**表2**）²⁾.

- 2020年の改訂で，検査値としてCRPの基準値が加えられた.

- 日本のガイドラインや治療指針では，この重症度分類に沿って標準的治療やフローチャートが示されている.

- UCは厚生労働省が定める指定難病対象疾病であるが，医療受給者証の対象は中等症以上に限定されている.

劇　症

重症のなかでも特に症状が激しく重篤なものは劇症とされる．診断基準は，①重症基準を満たしている，②15回／日以上の血性下痢が続いている，③38℃以上の持続する高熱がある，④10,000/mm^{3}以上の白血球増多がある，⑤強い腹痛がある，をすべて満たすものである．外科手術となる可能性が高いハイリスク患者であり，内科治療を選択しても常に外科手術を念頭に置く必要がある状態である.

❺ 臨床的活動性指標

- 活動性指標を用いる理由は，病勢を数値化し，個々の症例や集団の疾患活動性を客観的に表現し，治療前後などで比較することにある.

- UCの病像は複雑で，重視する項目，使用の用途が異なるため，活動性指標は数多く存在する.

- 広く普及している活動性指標には，Mayo Score, Lichtiger Index, Seo Index, Sutherland Index（disease activity index）などがある．ここでは，Mayo Scoreのみを詳述するが，研究班により「炎症性腸疾患の疾患活動性評価指標集」⁶⁾が作成されており，上述の代表的な指標を含めて解説されているので，必要な場合は参照されたい.

- Mayo Score（**表3**）¹⁾は，排便回数，血便，粘膜所見，医師による全般的評価の4つのサブスコアで構成され，サブスコアを合計して算出される．もともとは5-ASA製剤の臨床試験で使用されるために作成された指標である．現在，世界的にも最も汎用されるスコアであり，多くの臨床試験で用いられている.

表2 潰瘍性大腸炎の臨床的重症度分類（2020年1月改訂）

	重 症	中等症	軽 症
1）排便回数	6回以上		4回以下
2）顕血便	（+++）		（+）〜（−）
3）発 熱	37.5度以上	重症と軽症との中間	（−）
4）頻 脈	90/分以上		（−）
5）貧 血	Hb10g/dL以下		（−）
6）赤 沈 または CRP	30mm/h以上 3.0mg/dL以上		正常 正常

注1）顕血便の判定：（−）血便なし，（+）排便の半数以下でわずかに血液が付着，（++）ほとんどの排便時に明らかな血液の混入，（+++）大部分が血液

注2）軽症の3），4），5）の（−）とは37.5℃以上の発熱がない，90/分以上の頻脈がない，Hb 10 g/dL以下の貧血がない，ことを示す.

注3）CRPの正常値は施設の基準値とする.

注4）重症とは1）および2）の他に全身症状である3）または4）のいずれかを満たし，かつ6項目のうち4項目以上を満たすものとする．軽症は6項目すべて満たすものとする.

注5）中等症は重症と軽症の中間にあたるものとする.

注6）潰瘍性大腸炎による臨床症状（排便回数，顕血便）を伴わない赤沈やCRPの高値のみで中等症とは判定しない.

（文献2）より引用）

表3 Mayo Score（原著の記載を和訳）

1. 排便回数*	スコア	3. 粘膜所見	スコア
正常回数	0	正常または非活動性所見	0
正常回数より1〜2回/日多い	1	軽症（発赤，血管透見像の減少，軽度脆弱）	1
正常回数より3〜4回/日多い	2	中等症（著明発赤，血管透見像の消失，脆弱性，びらん）	2
正常回数より5回/日以上多い	3	重症（自然出血，潰瘍）	3
2. 血 便*	**スコア**	**4. 医師による全般的評価（PGA）***	**スコア**
血便なし	0	正 常	0
排便時の半数以下でわずかに血液が付着（縞状）する	1	軽 症	1
ほとんどの排便時に明らかな血液の混入がみられる	2	中等症	2
大部分が血液である	3	重 症	3

*点数は3日間の所見に基づく.

（文献1）より引用）

● 寛解，有効，無効などの定義について確立されている指標は少なく，ほとんどの指標では妥当性の検証もなされていない．例えば，Mayo Score を用いる場合の寛解の定義は 1 以下もしくは 2 以下とされることが多いが，統一はされていない．

✎ MEMO Partial Mayo Score と Mayo Endoscopic Subscore (MES)

内視鏡を頻回に施行することはできないため，Mayo Score の評価項目のうち，粘膜所見である MES を除いた排便回数，血便，医師による全般的評価の 3 項目をもって，Partial Mayo Score として使用されることが多い．また，MES は内視鏡の指標として簡便であり，単独で内視鏡的活動性の指標として頻用される．この場合，MES 0 もしくは 1 を粘膜治癒として用いることが多い．

---

❻ 治療反応性に基づく難治性潰瘍性大腸炎の定義

● 抗 TNF-α 抗体，抗 IL-12, 23 抗体，抗 α4β7 インテグリン抗体，カルシニューリン阻害薬など効果的な薬剤が開発され，普及しているが，中等症以上の UC に対する治療の主軸は現在もステロイドである．

● よって，難治化の判断には，ステロイドに対する反応性が最も重要になる．したがって，難治性 UC は，①ステロイド抵抗例（プレドニゾロン 1〜1.5 mg/kg/日の 1〜2 週間投与で効果がない），②ステロイド依存例（ステロイド漸減中の再燃）と定義されている．

● ステロイド抵抗例とステロイド依存例は，治療指針で難治例として扱われており，それぞれに対する治療方針が具体的に示されている．

文 献

1) Schroeder KW et al：Coated oral 5-aminosalicylic acid therapy for mildly to moderately active ulcerative colitis. A randomized study. N Engl J Med 317：1625-1629, 1987

2) 潰瘍性大腸炎・クローン病診断基準・治療指針（令和元年度 改訂版）．厚生労働科学研究費補助金 難治性疾患等政策研究事業「難治性炎症性腸管障害に関する調査研究」（鈴木班），令和元年度分担研究報告書．2020

3) Murakami Y et al：Estimated prevalence of ulcerative colitis and Crohn's disease in Japan in 2014：an analysis of a nationwide survey. J Gastroenterol 54：1070-1077, 2019

4) 日本消化器病学会（編）：炎症性腸疾患（IBD）診療ガイドライン 2020．南江堂，2020

5) Takahashi H et al：Second peak in the distribution of age at onset of ulcerative colitis in relation to smoking cessation. J Gastroenterol Hepatol 29：1603-1608, 2014

6) 難治性炎症性腸管障害に関する調査研究（鈴木班）：炎症性腸疾患の疾患活動性評価指標集（第二版）．令和 2 年 3 月，2020

（平井郁仁）

第2章 内視鏡

はじめに

- 潰瘍性大腸炎（ulcerative colitis：UC）の診断は，厚生労働省特定疾患難治性炎症性腸管障害調査研究班の診断基準改訂案（p.12，第1章表1参照）が主として用いられている．
- UCの診断は通常，特徴的な臨床症状と典型的な内視鏡所見により確定する．
- 臨床症状からUCを疑ったら，内視鏡検査を行う．
- 内視鏡所見（p.12，第1章表1参照）では，①粘膜はびまん性に侵され，血管透見像の消失や粗糙または細顆粒状を呈し，もろくて易出血性を伴い，粘血膿性の分泌物が付着している，②多発性のびらん，潰瘍，あるいは偽ポリポーシスを認める，③原則として病変は直腸から連続して認める．
- UCにおける内視鏡検査の目的は，①確定診断，②病変範囲の確認，③重症度判定，④治療効果の判定，⑤長期経過例における大腸癌のサーベイランス，となる．

1 潰瘍性大腸炎の内視鏡分類

- UCの内視鏡的重症度分類として，1961年Mattsにより呈示されたMatts分類（**表1**）[1]が広く用いられていた[注1]．

[注1] Grade 4は，一部潰瘍がみられるものから広汎に粘膜が脱落するものまでの幅広い状態が含まれ，内視鏡画像が高解像度となり，微細な病変まで観察可能となった現況にそぐわなくなってきている．

- 内視鏡スコアとしてMayo Endoscopic Subscore（MES）[2]が海外でもわが国でも汎用されている（**図1**）．これはUCの疾患活動性スコアであるMayo Score（p.15，第1章表3参照）（排便回数・血便の程度・粘膜所見・医師による全般的評価）の1項目である．Mayo ScoreではS状結腸までの範囲でスコアリングすることになっているが，臨床の場面では最も重症な部位で行うことが多い．潰瘍があるとMES 3と最も重症になるが，前述のMatts分類と同様に潰瘍の程度に定義がなく，多彩な所見が含まれている．ほかの内視鏡スコアとの違いは，臨床症状と内視鏡所見を同時に評価可能な点である．
- Ulcerative Colitis Endoscopic Index of Severity（UCEIS）[3,4]は，2012年にTravisらによって提唱された新しい内視鏡スコアである．評価項目が血管透見像，出血，びらん・潰瘍の3項目からなり，それぞれスコアリングし合算する．スコアの改訂が2013年になされたもの[4]が現在使用されている（**表2**）．Matts分類やMESで問題となる潰瘍について，浅い潰瘍と深掘れ潰瘍に分けてスコアリングを行うことができ，より実践的なスコアとなっている．
- Ulcerative Colitis Colonoscopic Index of Severity（UCCIS）は，2013年に発表されたスコア[5]で大腸を5区域（盲腸・上行結腸，横行結腸，下行結腸，S状結腸，直腸）に分け，各区域ごとに血管像，顆粒像，潰瘍，出血／脆弱性の4項目についてスコアリン

2

内視鏡

表1　Matts の内視鏡分類

Grade 1	Grade 2	Grade 3	Grade 4
正 常	軽 度	中等度	高 度
血管透見像正常 易出血性なし	血管透見像なし 易出血性なし，または軽度 自然出血なし 粘膜発赤軽度，微細顆粒状 膿性粘液の付着なし	血管透見像なし 易出血性あり 自然出血あり 粘膜浮腫状，発赤しやや粗糙 膿性粘液の付着あり	潰瘍 易出血性 自然出血著明 膿性粘液の付着あり 腸管の拡張不良 広汎な粘膜の脱落

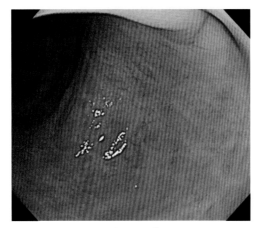

subscore 0
正常または非活動所見

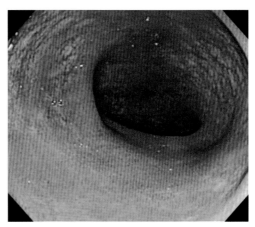

subscore 1
粘膜の発赤や血管透見像の低下

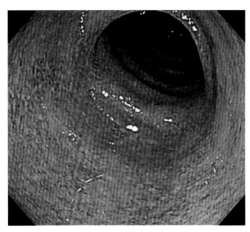

subscore 2
びらんや血管透見像の消失

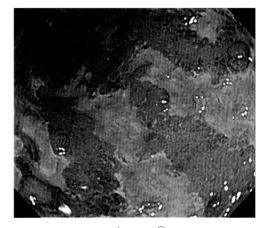

subscore 3
自然出血や潰瘍

図1　Mayo Endoscopic Subscore（MES）
（スコアは文献2）に基づく）

表2　Ulcerative Colitis Endoscopic Index of Severity（UCEIS）

評価項目	スケール	定義
血管透見像	0．正常 1．斑状消失 2．消失	正常血管像 血管像の斑状消失 血管像の完全消失
出血	0．なし 1．粘膜出血 2．軽度の管腔内出血 3．中等度～重度の管腔内出血	出血なし 内視鏡挿入時に粘膜上の点状または線状の血液塊，洗浄で除去可能 管腔内の液状血液の貯留 内視鏡挿入時の明らかな出血，粘膜や洗浄部からの湧出性出血
びらん・潰瘍	0．なし 1．びらん 2．浅い潰瘍 3．深い潰瘍	びらん・潰瘍がない正常粘膜 白色ないし黄色の平坦な5 mm 未満の小粘膜欠損 5 mm 以上の粘膜欠損，白苔を伴った平坦な孤立性潰瘍 辺縁隆起を伴った深掘れ潰瘍

（文献3，4）より一部改変）

表3　Ulcerative Colitis Colonoscopic Index of Severity（UCCIS）

評価項目	スコア	定義
1. 血管像	0 1 2	正常血管像 部分的な血管透見 血管像の完全消失
2. 顆粒像	0 1 2	正常，平滑な光沢 微細顆粒状 粗糙
3. 潰瘍	0 1 2 3 4	正常，粘膜欠損なし びらん，極小潰瘍 粘液付着を伴った多発する浅い潰瘍 深掘れ潰瘍 粘膜脱落潰瘍（30% 以上）
4. 出血/脆弱性	0 1 2	正常，出血・脆弱性なし 脆弱，接触により出血 自然出血

UCCIS＝3.1×Sum（5区域の血管像スコア合計）＋3.6×Sum（5区域の顆粒像スコア合計）
　　　＋3.5×Sum（5区域の潰瘍スコア合計）＋2.5×Sum（5区域の出血/脆弱性スコア合計）

（文献5）より）

グを行い，さらに重みづけ定数を掛けたものを合算する（表3）.

● わが国では厚生労働省特定疾患難治性炎症性腸管障害調査研究班による平成9年度研究報告書で，病変の広がりによる病型分類[6]，病期分類（表4）[6]，活動期内視鏡所見による分類（表5）[6] が示された.

● 重症度判定は Matts 分類，MES や UCEIS は内視鏡で観察した範囲で最も炎症が高度な部で行うが，実臨床において炎症の程度が大腸全域で等しいことは少ない．ごく一部の炎症が高度であれば，その部位におけるスコアが症例の内視鏡所見スコアとなる．UCCIS は各区域ごとのスコアを合算するため煩雑な作業が必要となるが，大腸全体としての評価が可能である.

表4 病期分類

活動期 (active stage)	血便を訴え, 内視鏡的に血管透見像の消失, 易出血性, びらん, または潰瘍などを認める状態
寛解期 (remission stage)	血便が消失し, 内視鏡的には活動期の所見が消失し, 血管透見像が出現した状態

（文献6）より）

表5 活動期内視鏡所見による分類

軽　度	血管透見像消失 粘膜細顆粒状 発赤, アフタ, 小黄色点
中等度	粘膜粗糙, びらん, 小潰瘍, 易出血性（接触出血）, 粘血膿性分泌物付着, その他の活動性炎症所見
強　度	広汎な潰瘍, 著明な自然出血

（文献6）より）

2 潰瘍性大腸炎の内視鏡像

❶ 活動期

- 粘膜内のびまん性炎症細胞浸潤のため, 粘膜は混濁して浮腫状となり, 血管透見像は消失する. また発赤, びらん, 小潰瘍の形成, 膿性粘液の付着がみられ, 粘膜表面は粗糙で細顆粒状を呈する.
- 炎症が強くなると粘膜の浮腫は増強し多発性の潰瘍形成がみられ, さらに癒合して地図状の潰瘍を呈する. 粘膜は脆弱で接触や送気だけでも自然出血を起こすようになる.
- 重症になると著明な自然出血がみられ, 潰瘍も深く大きくなり, 広範囲な粘膜脱落のため, 島状に取り残された残存粘膜が偽ポリポーシス像を呈する.
- UCと感染性腸炎の鑑別が困難なことがあり, 初発や再燃に際して便の細菌学的検査, 寄生虫学的検査や *Clostridioides difficile* 毒素の検査, 赤痢アメーバ抗体検査も行う.

❷ 寛解期

- 発赤, びらん, 潰瘍, 易出血性は消失し, 粘膜は萎縮する（図2）.
- 血管透見像も認められるようになるが, 正常粘膜とは異なり, 樹枝状に分岐する毛細血管の狭小化ないし拡張像を呈する.
- 活動期に深い潰瘍を形成した場合には, 炎症性ポリープや多発潰瘍瘢痕, 偽憩室形成を認めることがある（図3）.

❸ 粘膜治癒とは

- これまでUCの治療目標は臨床症状の改善やステロイド離脱, 非手術率などとされていたが, 最近は内視鏡所見にて寛解期になっていること, すなわち粘膜治癒（mucosal healing：MH）へと変遷している.

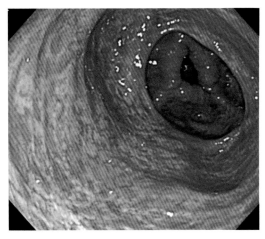 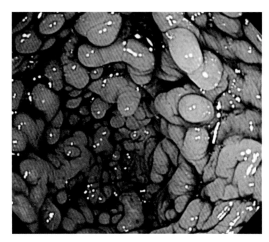

図2　寛解期の内視鏡所見
潰瘍やびらんは消失し，瘢痕が多発している．

図3　寛解期：色素（インジゴカルミン）散布所見
炎症性ポリープが密集している．

臨床症状と内視鏡所見の乖離はよくみられる[7,8]．臨床的寛解にあっても MH が達成されていない症例は再燃率が高いことは既知である[7,9,10]．ただ，MH の定義は曖昧で，内視鏡スコアの種類や何点までとするのかは臨床研究ごとに異なっている．

European Crohn's and Colitis Organisation（ECCO）のコンセンサス[11]にも，UC における維持療法のゴールはステロイドフリーで臨床的かつ内視鏡的に寛解維持されることと記載されているが，内視鏡スコアの種類や MH を定義する点数は明記されていない．

炎症性腸疾患（inflammatory bowel disease：IBD）に対する治療の考え方として，treat-to-target の概念が推奨されている．慢性疾患である IBD の長期予後を改善させるために治療目標を明確に設定し，目標達成に向けて適切なモニタリングを行いながら治療強化を検討するという考え方である．Selecting Therapeutic Targets in Inflammatory Bowel Disease（STRIDE）[12]では UC における治療目標を臨床的寛解かつ内視鏡的寛解（MH）としている．この内視鏡的寛解は MES 0 であり，最低限でも MES 1 を目指すべきと明記している．また最近は臨床研究などでも UCEIS が用いられることも増えてきているが，現状では MES のほうが UCEIS よりも予後について確立されており推奨されると記載されている．なお，UC の治療目標として MH よりもさらに上の組織学的治癒を目指すべきとの報告もあるが，STRIDE ではまだエビデンスが不十分としている．

3　大腸内視鏡検査を実施する際の注意点

● 前処置

活動期は下剤，浣腸で病勢が悪化することがあるので，前処置を行わないか微温湯による洗腸程度とする[注2]．

^{注2)} 活動期で排便回数が多い症例では，膿粘血液のほかには残便はほとんどみられない．

- 寛解期で長期経過例における大腸癌のサーベイランス目的では，詳細な観察が必要なため，経口腸管洗浄液による前処置を行う．

② 前投薬

- 活動期には腸管の炎症に伴い収縮を起こしやすく，鎮痙薬を投与したほうが挿入，観察は容易であるが，重症例では中毒性巨大結腸症を誘発する可能性があり，投与には注意が必要である．
- 鎮痛薬を多用して内視鏡の無理な操作を行ってはならない．
- 経過中に複数回の内視鏡検査が必要であり，苦痛軽減のために鎮痛薬や鎮静薬の適宜使用を考慮する．

③ 内視鏡操作および挿入時の注意

- 活動期粘膜は脆弱で易出血性であり，無理な内視鏡操作で腸管穿孔や出血を起こさないよう注意する．
- できれば全大腸内視鏡検査が望ましいが，とくに重症例などでは慎重に判断し，病状が安定するまで待機するなどの配慮が必要である．S状結腸までの挿入で重症度の判定が可能な場合も多い^{注3)}．

^{注3)} UC の局所的治療薬（坐剤や注腸剤）などをすでに投与している場合など，直腸や下部結腸の炎症が軽く，深部大腸の炎症が強い症例も存在するので注意が必要である．

- 送気はできるだけ少なく，また観察後も十分な吸引を行いながら，スコープを抜去する．

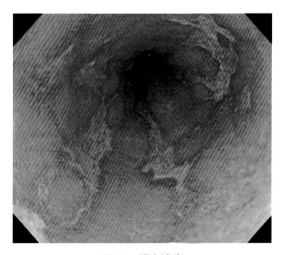

図4　縦走潰瘍

- 炭酸ガス（CO_2）は空気に比べて生体吸収性に優れており，可能であれば炭酸ガス送気が望ましい．
- 熟練者ができるだけ短時間で，細径のスコープで行うことが望ましい．

④ 非典型的な内視鏡所見

- 非典型的所見として区域性病変，縦走潰瘍（図4），敷石様所見などを呈する UC もあり，診断には注意を要する．
- 慢性の炎症の持続や再燃と寛解を繰り返すことにより粘膜下層以深に線維化が起こり，腸管狭窄を起こすことがある．

文 献

1) Matts SG：The value of rectal biopsy in the diagnosis of ulcerative colitis. Q J Med 30：393-407, 1961

2) Schroeder KW et al：Coated oral 5-aminosalicylic acid therapy for mildly to moderately active ulcerative colitis. A randomized study. N Engl J Med 317：1625-1629, 1987

3) Travis SP et al：Developing an instrument to assess the endoscopic severity of ulcerative colitis：the Ulcerative Colitis Endoscopic Index of Severity（UCEIS）. Gut 61：535-542, 2012

4) Travis SP et al：Reliability and initial validation of the ulcerative colitis endoscopic index of severity. Gastroenterology 145：987-995, 2013

5) Samuel S et al：Validation of the ulcerative colitis colonoscopic index of severity and its correlation with disease activity measures. Clin Gastroenterol Hepatol 11：49-54, 2013

6) 棟方昭博 他：潰瘍性大腸炎診断基準改訂案. 厚生省特定疾患難治性炎症性腸管障害に関する調査研究班平成9年度研究報告書. p.96-99, 1998

7) Yokoyama K et al：Clinical study of the relation between mucosal healing and long-term outcomes in ulcerative colitis. Gastroenterol Res Pract 2013：192794, 2013, doi:10.1155/ 2013/192794

8) Rosenberg L et al：Predictors of endoscopic inflammation in patients with ulcerative colitis in clinical remission. Inflamm Bowel Dis 19：779-784, 2013

9) Frøslie KF et al：Mucosal healing in inflammatory bowel disease：results from a Norwegian population-based cohort. Gastroenterology 133：412-422, 2007

10) Meucci G et al：Prognostic significance of endoscopic remission in patients with active ulcerative colitis treated with oral and topical mesalazine：a prospective, multicenter study. Inflamm Bowel Dis 18：1006-1010, 2012

11) Magro F et al：Third European Evidence-based Consensus on Diagnosis and Management of Ulcerative Colitis. Part 1: Definitions, Diagnosis, Extra-intestinal Manifestations, Pregnancy, Cancer Surveillance, Surgery, and Ileo-anal Pouch Disorders. J Crohns Colitis 11：649-670, 2017

12) Peyrin-Biroulet L et al：Selecting Therapeutic Targets in Inflammatory Bowel Disease（STRIDE）：Determining Therapeutic Goals for Treat-to-Target. Am J Gastroenterol 110：1324-1338, 2015

（横山 薫）

はじめに

- 潰瘍性大腸炎（ulcerative colitis：UC）の診断は臨床経過や内視鏡診断を中心に進められるが，それだけでは診断困難となったケースにおいて，生検組織で得られる情報が有用な場合がある．特に，感染症と炎症性腸疾患（inflammatory bowel disease：IBD）では治療法がまったく異なるので，両者の鑑別が臨床的に難しい場合において，生検診断への期待が大きい．

- UC に認められる病理組織所見は非特異的なものが多く，診断基準[1]でも総合的に判断することが求められているが，「総合的」とは UC に比較的特徴的な所見，ほかの腸炎が示唆される所見，複数の検体から得られる所見を包括したものであり，これらについて概説する．

- UC の活動性については，内視鏡と組織で評価が大きく食い違うことはないので，この点では生検の意義は乏しい．

- 近年，UC 患者は増加しており，腸炎関連癌（colitis associated colorectal carcinoma：CAC）やその前駆病変と考えられる colitis associated dysplasia（CAD）の増加が危惧されるが，内視鏡診断のみでは診断が難しく，治療方針も決め難いので，生検診断の果たす役割は大きい．

1　UC でみられる主な組織所見[2~4]

- **びまん性炎症細胞浸潤**：生検された検体1個のおおむね全体に炎症がみられることが一般的であるが，ほかの腸炎でもそうなることは多い．検体の一部にしか炎症がない場合には，UC は否定的と考える．

- **陰窩膿瘍・陰窩炎（図1）**：粘膜表面よりも粘膜深部に炎症が強いことは IBD を示唆する．その結果，深部で陰窩が破壊されて陰窩膿瘍となる．活動性の高さを反映している．

- **陰窩のねじれ・萎縮（図2）**：正常であれば，腺の走行は粘膜筋板に垂直で，それぞれの腺管は等間隔かつ平行にみられる．UC では，陰窩の破壊・再生を繰り返すなかでねじれが生じる．粘膜筋板直上に炎症が強いため，陰窩が粘膜筋板から浮き上がる（これを萎縮という）．粘膜筋板肥厚とともに，寛解になっても残りやすい所見で，UC に比較的特徴的といえる．

- **杯細胞減少**：再生性変化を見ているのでほかの腸炎でもみられるが，未治療にもかかわらず杯細胞が多く残っているときは UC 否定的となる．

- **basal plasmacytosis（図3）**：粘膜筋板直上は UC における炎症の主座であり，そこに形質細胞が浸潤する．IBD に特徴的な所見で，UC では最も初期からみられる組織変化と考えられている[5]．

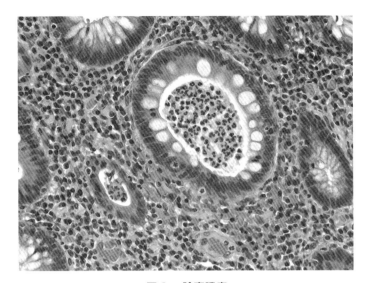

図1　陰窩膿瘍

拡張した腺腔に好中球が充満している．UCでみられやすい所見であるが，ほかの腸炎でもみられることがある．

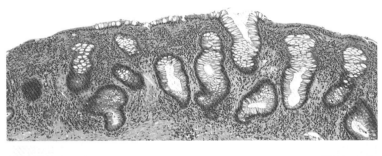

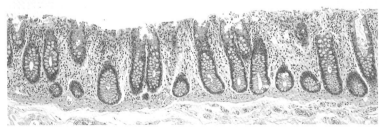

図2　陰窩のねじれ・萎縮

上がUC，下が正常粘膜．UCでは陰窩が互いに平行ではなく，走行がねじれている．粘膜筋板と陰窩の間に隙間があり，陰窩が表面側に萎縮している．

- **パネート細胞化生**：パネート細胞は正常では小腸〜右側結腸でみられるが，UCでは化生により直腸や左側結腸にも出現する．寛解でもよく残っている所見である．
- **分布の連続性**：内視鏡所見でもそうであるが，これらの組織所見が直腸の検体にあり，それ以外の検体との連続性が確認できることも重要である．また，一般に回腸には炎症所見がない．ゆえに，UCを疑う生検では直腸と他部位の検体を採取することが望ましい．

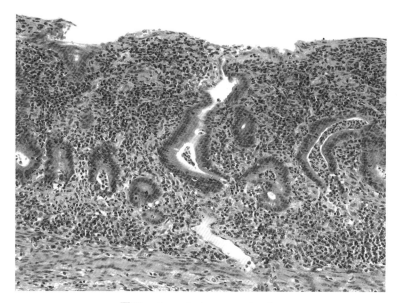

図3　basal plasmacytosis
粘膜筋板と萎縮した陰窩の間に形質細胞が多数みられる.

● **治療による修飾**：治療により，これらの組織所見が揃わなくなることが多いが，陰窩の
ねじれ・萎縮とパネート細胞化生は寛解でも残っていることが多い．また，注腸製剤投
与例などで直腸に治療効果が高いと，UC であっても連続性が確認できないことがあ
る．標本を見る前に，初回なのか治療歴があるのか必ず確認する.

2　組織所見で除外することが期待される主な疾患

● 内視鏡所見や炎症の分布で鑑別するのが基本だが，それでも組織の裏づけがあるに越
したことはない.

● 臨床的に診断困難である場合，決定的な組織所見が生検内に含まれていることはまれ
なので，実際の鑑別は難しいことが多いが，可能性の高いもの・低いものを挙げるよう
努める.

● **感染性腸炎**：一般に表層優位の炎症で，陰窩のねじれ・萎縮が目立たない．そのなかで
も，アメーバ性大腸炎（**図4**）とサイトメガロウイルス腸炎（**図5**）は病原体を組織標
本で指摘可能である．サイトメガロウイルスについては，UC 治療中の日和見感染とし
て診断することもまれではない.

● **クローン病・腸結核**：肉芽腫があればクローン病・腸結核と考えるが，むしろ生検で肉
芽腫を検出できないクローン病・腸結核のほうが多い．逆に，UC でも陰窩肉芽腫を認
めることがある（**図6**）．肉芽腫以外の所見としては，UC に比べて杯細胞が残りがちで
ある.

● **虚血性大腸炎**（**図7**）：間質の硝子化や腺管の小型化が特徴的で，腺管密度が低下して

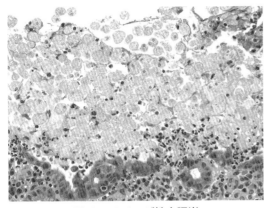

図4 アメーバ性大腸炎
粘膜表面に赤痢アメーバの栄養体を多数認める.

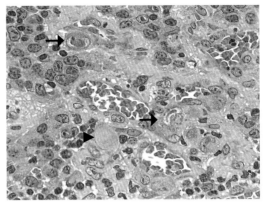

図5 サイトメガロウイルス腸炎
大型の核内封入体をもつ特徴的細胞（矢印）. 細胞質が豊かで両染性（矢頭）なのも特徴だが，細胞質の所見のみ認める場合は免疫染色するとよい.

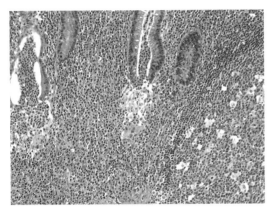

図6 UCにみられた陰窩肉芽腫
陰窩膿瘍の下に巨細胞を含む肉芽腫を認めるが，これは陰窩が崩れたことに対する反応なので，クローン病の診断根拠としてはならない.

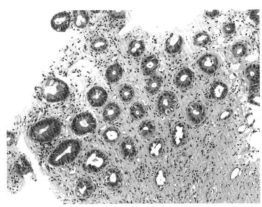

図7 虚血性大腸炎
杯細胞の減少した，腺腔の狭い小型腺管がみられる. 間質の硝子化が特徴的.

いても陰窩のねじれはみられない.

- 薬剤性大腸炎：陰窩に不自然に多発するアポトーシスは，非ステロイド性抗炎症薬（NSAIDs）関連腸炎や移植片対宿主病（GVHD）の特徴だが，UCでもみられることがある. 最近，癌患者に対する免疫チェックポイント阻害薬で，UCに似た腸炎を生じることが報告されている[6].

- 腸管型ベーチェット病・単純性潰瘍：潰瘍辺縁粘膜の炎症（変化）が乏しく，急激に潰瘍に移行することが特徴なので手術標本では評価しやすいが，生検ではその特徴を捉えるのが難しい.

- 消化管アミロイドーシス：間質にアミロイドの沈着を認める. HE染色で血管周囲などに硝子様物質を認めた場合，Congo red染色やDFS染色を行って確定する.

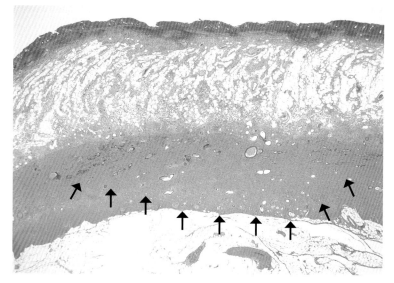

図8 間質反応の乏しい進行 CAC

筋層に浸潤する腺癌を認めるが（矢印），粘膜下層の線維化が乏しく脂肪組織が
多く残っているのは，通常型大腸癌ではあまり見ない所見である．

3 UC における CAC と CAD [7, 8]

- CAC は粘液癌や印環細胞を含む低分化な癌が多く，間質反応の乏しい浸潤癌（**図8**）もあり，内視鏡的予測以上に病期が進行していることがある．

- CAC は通常の大腸癌に多い2型病変でないことが多い．CAD は平坦〜低い隆起であることが多く，不明瞭で，組織診断後に肉眼を見直しても指摘できないことがまれではない．

- CAC/CAD は長期（通常5年以上）UC 罹患部位に発生するので，直腸・左側結腸に多く，多発することが多い．

- UC 罹患部位に発生した通常型の癌・腺腫と生検診断されれば局所が治療対象となるが，CAC/CAD と診断された場合には大腸全摘となるのが一般的であるので，両者の鑑別は重要である．

- 初期の CAC や CAD は内視鏡で認識しづらいので，生検に対する期待は大きいが，初期病変においては良悪性の境界的な異型度を取ることが多いため組織診断が難しい．まずは存在診断，次に腫瘍性か否か，さらに UC 関連か否かを見極める．

- 通常の大腸腫瘍については Group 分類が使われることが一般的だが，UC においては Riddell らの分類 [9] や厚生労働省の UC 分類 [10]（**表1**）が用いられる．

- CAD の亜分類が試みられていて，通常の大腸腫瘍とは異なる分子レベルの異常が指摘されている [11]．

- CAD（**図9**）と再生上皮の鑑別は難しいことが多いが，再生にしてはクロマチン増量が強いことや，dystrophic goblet cells・パネート細胞・内分泌細胞といった分化細胞が多数出現する場合があることが CAD と診断する根拠になる．CAD では初期におい

表 1　dysplasia の分類

Riddell 分類 [9]	わが国の UC 分類 [10]
Negative	
Normal mucosa	
Inactive colitis	UC-Ⅰ（炎症性変化）
Active colitis	
Indifinite	UC-Ⅱ（炎症性か腫瘍性か判定に迷う）
Probably negative	UC-Ⅱa（炎症性変化がより疑われる）
Unknown	
Probably positive	UC-Ⅱb（腫瘍性変化がより疑われる）
Positive	
Low-grade dysplasia	UC-Ⅲ（腫瘍性変化であるが、癌と判定できない）
High-grade dysplasia	
(including CIS)	
Invasive carcinoma	UC-Ⅳ（癌）

3

病

理

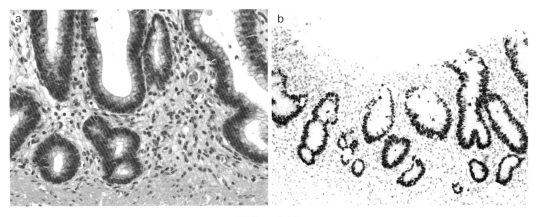

図 9　CAD

a：核腫大は明らかな癌とするほどではないが，クロマチン増量が目立つ．細胞極性も保たれており，全体に異型
　が弱いので診断が難しい．

b：p53 免疫染色．陽性細胞が連続性に認められる．p53 過剰発現は CAD と診断する良い指標となる．

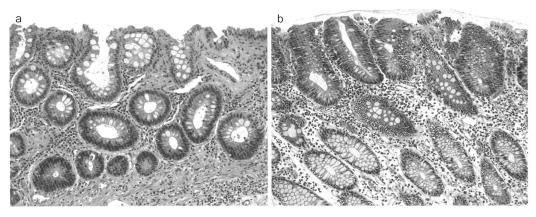

図 10　CAD と腺腫の組織学的鑑別点

a：CAD では核腫大・クロマチン増量を示す異型腺管が粘膜筋板側にみられる．

b：腺腫では異型腺管は表面側にみられる．

3

病
理

ても p53 免疫染色で過剰発現や完全欠失がみられやすく，鑑別に有用であるが，すべてのCADでみられるわけではない．

- p53 は通常の大腸癌においても高頻度に異常を示すので，p53 異常＝CAC/CAD ではないことに注意する．通常の大腸癌と CAC の鑑別では，上皮内病変や背景粘膜に CAD がみられるかどうかが大きなポイントになる．
- CADと腺腫の鑑別では，CADが腺管深部で異型が強く表層分化を示すのに対し，腺腫は表層で異型が強く（**図10**），Ki67（MIB-1）陽性細胞の分布にも同様の差異が生じる．腺管密度が低いこと，腫瘍であっても陰窩のねじれが残ること，核横径が大きくなること，p53 陽性となることなども CAD を考える根拠になる．
- 近年，初期病変に対しては内視鏡治療が増えており，その検体で通常型か CAC/CAD かの判断が求められるケースが今後増えると思われる．

文　献

1) 潰瘍性大腸炎・クローン病診断基準・治療指針（令和元年度改訂版，令和2年3月31日）．厚生労働科学研究費補助金 難治性疾患等政策研究事業「難治性炎症性腸管障害に関する調査研究」（鈴木班），令和元年度分担研究報告書．p.1-4, 2020

2) 八尾隆史 他：炎症性腸疾患の病理診断．胃と腸 48：601-610, 2013

3) Magro F et al：European consensus on the histopathology of inflammatory bowel disease. J Crohns Colitis 7：827-851, 2013

4) 林　宏行 他：IBD の組織像から肉眼像・臨床像を考える．病理と臨床 34：1042-1049, 2016

5) Schumacher G et al：A prospective study of first attacks of inflammatory bowel disease and infectious colitis. Histologic course during the 1st year after presentation. Scand J Gastroenterol 29：318-332, 1994

6) Geukes Foppen MH et al：Immune checkpoint inhibition-related colitis：symptoms, endoscopic features, histology and response to management. ESMO Open 3：e000278, 2018

7) 高村佳緒里 他：潰瘍性大腸炎関連粘膜内腫瘍の病理学的特徴．IBD クリニカルカンファレンス 1：150-151, 2019

8) 林　宏行 他：潰瘍性大腸炎における異形成／癌の診断基準と問題点．胃と腸 54：1502-1508, 2019

9) Riddell RH et al：Dysplasia in inflammatory bowel disease：standardized classification with provisional clinical applications. Hum Pathol 14：931-968, 1983

10) 武藤徹一郎 他：潰瘍性大腸炎に出現する異型上皮の病理組織学的判定基準－ surveillance colonoscopy への応用を目的とした新判定基準の提案．日本大腸肛門病会誌 47：547-551, 1994

11) Iwaya M et al：Colitis-associated colorectal adenocarcinomas are frequently associated with non-intestinal mucin profiles and loss of SATB2 expression. Mod Pathol 32：884-892, 2019

（林　宏行）

第4章

内科治療

総　論

1　一般原則

- まず治療を考える前に「本当に潰瘍性大腸炎（ulcerative colitis：UC）の診断は正しいか」「UC による症状であるか」を検討する．感染性腸炎（食中毒を含めた細菌性腸炎，アメーバ腸炎），虚血性腸炎，薬剤性腸炎などの可能性はないかを念頭に，病歴聴取，薬剤使用歴，採血，便培養検査などにより，鑑別疾患を除外することが重要である．

- UC の治療を考えるうえで重症度，罹患範囲，生活の質（QOL）の状態を考慮して治療法を検討する．またこれまで行ってきた治療内容，それぞれの治療法の期間，治療効果，副作用の有無などを聴取することも重要である．

- 令和元年度の治療指針を**表1**に示す．近年「治療目標を設定しその達成の有無により治療強化を行う Treat to target という概念があり，臨床的寛解であっても内視鏡的寛解が治療目標に設定される」と指針には記載されているが，実際には臨床症状，炎症の程度，これまでの治療歴なども考慮して，治療介入されるべきである．

- 寛解導入療法としては，軽症から中等症であればまず 5- アミノサリチル酸（5-ASA）製剤を用いる．現在わが国で使用可能な 5-ASA 製剤は，サラゾピリン®を含めて 4 種類である．5-ASA 製剤で改善しない場合，もしくは病勢が比較的強い中等症に対しては副腎皮質ステロイドが使用される．

- 直腸炎型，直腸に炎症の主座がある場合には坐剤や注腸製剤を使用する．左側大腸炎型や全大腸炎型でも，左側大腸の炎症が強い場合には注腸製剤が有効な場合もある．

- 重症例では入院のうえ，全身状態の改善を図る．内科治療に固執して外科治療のタイミングを逃すことがないよう，外科医と連携して治療に当たる．薬物療法としてはプレドニゾロンを点滴静注で投与する．ステロイド抵抗例，依存例に対する治療は次項で述べる．

- 劇症型では外科医との密接な協力のもと，緊急手術の適応を考慮しつつ，ステロイド大量静注療法を行う．この際，経口摂取は中止する．

- 寛解維持療法は，非難治例では 5-ASA 製剤の経口または局所療法（併用も可）を行う．難治例では原則として寛解導入を行った治療法で維持することが多い．

2　難治例の治療

- 難治例にはステロイド抵抗性（適切なステロイド治療にもかかわらず，1〜2 週間以内に明らかな改善が得られない場合）とステロイド依存性（ステロイドの減量に伴い増悪または再燃のため離脱が困難な場合）があるが，これまで投与した薬剤による副作用，

表1　潰瘍性大腸炎治療指針

寛解導入療法

	軽症	中等症	重症	劇症
全大腸炎型・左側大腸炎型	経口剤：5-ASA 製剤 注腸剤：5-ASA 注腸，ステロイド注腸 フォーム剤：ブデソニド注腸フォーム剤 ※中等症で炎症反応が強い場合や上記で改善ない場合はプレドニゾロン経口投与 ※さらに改善なければ重症またはステロイド抵抗例への治療を行う ※直腸部に炎症を有する場合はペンタサ坐剤が有用		・プレドニゾロン点滴静注 ※状態に応じ以下の薬剤を併用 　経口剤：5-ASA 製剤 　注腸剤：5-ASA 注腸，ステロイド注腸 ※改善なければ劇症またはステロイド抵抗例の治療を行う ※状態により手術適応の検討	・緊急手術の適応を検討 ※外科医と連携のもと，状況が許せば以下の治療を試みてもよい 　・ステロイド大量静注療法 　・タクロリムス経口 　・シクロスポリン持続静注療法* 　・インフリキシマブ点滴静注 ※上記で改善なければ手術
直腸炎型	経口剤：5-ASA 製剤 坐　剤：5-ASA 坐剤，ステロイド坐剤 注腸剤：5-ASA 注腸，ステロイド注腸 フォーム剤：ブデソニド注腸フォーム剤　　　※安易なステロイド全身投与は避ける			

	ステロイド依存例	ステロイド抵抗例
難治例	免疫調節薬：アザチオプリン・6-MP* ※（上記で改善しない場合）： 血球成分除去療法・タクロリムス経口・インフリキシマブ点滴静注・アダリムマブ皮下注射・ゴリムマブ皮下注射・トファシチニブ経口・ベドリズマブ点滴静注を考慮してもよい ※トファシチニブ経口はチオプリン製剤との併用は禁忌	中等症：血球成分除去療法・タクロリムス経口・インフリキシマブ点滴静注・アダリムマブ皮下注射・ゴリムマブ皮下注射・トファシチニブ経口・ベドリズマブ点滴静注 重　症：血球成分除去療法・タクロリムス経口・インフリキシマブ点滴静注・アダリムマブ皮下注射・ゴリムマブ皮下注射・トファシチニブ経口・ベドリズマブ点滴静注・シクロスポリン持続静注療法* ※アザチオプリン・6-MP*の併用を考慮する（トファシチニブ以外） ※改善がなければ手術を考慮

寛解維持療法

非難治例	難治例
5-ASA 製剤（経口剤・注腸剤・坐剤）	5-ASA 製剤（経口剤・注腸剤・坐剤） 免疫調節薬（アザチオプリン，6-MP*），インフリキシマブ点滴静注**，アダリムマブ皮下注射**・ゴリムマブ皮下注射**，トファシチニブ経口**，ベドリズマブ点滴静注**

*：現在保険適応には含まれていない，**：それぞれ同じ薬剤で寛解導入した場合に維持療法として継続投与する
5-ASA 経口剤（ペンタサ®顆粒／錠，アサコール®錠，サラゾピリン®錠，リアルダ®錠），5-ASA 注腸剤（ペンタサ®注腸），5-ASA 坐剤（ペンタサ®坐剤，サラゾピリン®坐剤）
ステロイド注腸剤（プレドネマ®注腸，ステロネマ®注腸），ブデソニド注腸フォーム剤（レクタブル®注腸フォーム），ステロイド坐剤（リンデロン®坐剤）
※（治療原則）内科治療への反応性や薬物による副作用あるいは合併症などに注意し，必要に応じて専門家の意見を聞き，外科治療のタイミングなどを誤らないようにする．薬用量や治療の使い分け，小児や外科治療など詳細は本文を参照のこと．
（厚生労働科学研究費補助金 難治性疾患等政策研究事業「難治性炎症性腸管障害に関する調査研究」（鈴木班），令和元年度分担研究報告書．p.11，2020）

病勢や治療による患者 QOL の状態による手術適応を考慮し，それぞれのメリット，デメリットを検討し，治療選択する．

● 難治性となる原因として，サイトメガロウイルス（CMV）の再活性化，*Clostridioides difficile* 合併があることに注意して，難治例に対する治療開始前に感染合併の有無をチェックする．

● 多くの治療法は強い免疫抑制を有するので，日本肝臓学会の B 型肝炎対策ガイドラインで定められているように治療前に B 型肝炎ウイルスおよび潜在性結核のスクリーニング検査を行う[1]．

● 免疫調節薬（アザチオプリン）はステロイド依存性にのみ使用されると記載されているが，ほかの治療薬はステロイド抵抗性，依存性双方に使用される．

● 重症度が中等症以上のステロイド抵抗性，依存例に対しては血球成分吸着除去療法，抗 tumor necrosis factor-α（TNF-α）抗体製剤〔インフリキシマブ（レミケード®），アダリムマブ（ヒュミラ®），ゴリムマブ（シンポニー®）〕，経口タクロリムス（プログラフ®），Janus kinase 阻害薬〔トファシチニブ（ゼルヤンツ®）〕，腸管選択的接着分子阻害薬〔ベドリズマブ（エンタイビオ®）〕，IL-12/23p40 抗体製剤〔ウステキヌマブ（ステラーラ®）〕の使用が可能である．また保険適応外ではあるが，ステロイド抵抗例のなかで重症度が高い症例についてはシクロスポリンの持続静注療法が行われる．現在難治例に対する 9 つの治療法が存在するなかでこれらの治療選択に関する指針は存在しない．そのため簡便性，投与経路，副作用などを考慮しながら，患者と相談しながら治療法を検討することが多い．

各　論

1　アミノサリチル酸（ASA）製剤

❶ 作用機序

● 5-ASA 製剤は腸管局所で治療効果を発揮する．主な作用機序として，炎症性細胞から放出される活性酸素を消去し，炎症の進展と組織の障害を抑制すること，およびロイコトリエン B$_4$（LTB$_4$）の生合成を抑制し，炎症性細胞の組織への浸潤を抑制することにより炎症を改善させるとされている（添付文書）．また肥満細胞からのヒスタミン遊離抑制作用，血小板活性化因子（PAF）の生合成抑制作用，インターロイキン-1β（IL-1β）の産生抑制作用が一部関与している．

● わが国で使用可能な経口 5-ASA 製剤はサラゾピリン®，ペンタサ®，アサコール®，リアルダ®の 4 種類である（表 2）．最も古くから使用されているサラゾピリン®は有効成分である 5-ASA とスルファピリジンがアゾ結合で結合しているが，腸内細菌により結合部が乖離し，5-ASA 成分が主に大腸で放出される．

● ペンタサ®はサラゾピリン®に含有されているスルファピリジンによる副作用を軽減す

表2 わが国で潰瘍性大腸炎に対して使用可能な5-ASA製剤（サラゾピリンを含む）

薬 剤	サラゾスルファピリジン（SASP）	メサラジン（5-ASA）		
	サラゾピリン®錠	ペンタサ®錠	アサコール®錠	リアルダ®錠
ドラッグデリバリーシステム（DDS）	5-ASAとスルファピリジン（SP）をアゾ結合 大腸の腸内細菌によりアゾ結合が切断	5-ASAがエチルセルロースの多孔性被膜に包まれており，胃では溶けない 時間が経つと徐々に被膜が溶け，5-ASAが徐々に放出される 時間依存型徐放製剤	5-ASAがメタクリル酸コポリマーSに包まれており，胃では溶けない pH7以上となる回腸末端から5-ASAが放出 pH依存型徐放製剤	pH7以上となる回腸末端から5-ASAが放出 ＋ 大腸で製剤がゲル化（膨張）することと腸液の侵入を防ぐことにより大腸でゆっくり5-ASAが放出される
放出される範囲	大腸	小腸および大腸	大腸	大腸（特に肛門に近い大腸）

るため，有効成分である5-ASAのみを腸溶性の被膜でコーティングした製剤である．小腸に入ると時間依存性に放出されるため，クローン病（Crohn's disease：CD）にも適応がある．

● アサコール®はpH依存性に回腸末端付近で被膜が溶解し，5-ASAが放出される薬剤である．小腸から有効成分である5-ASAが放出されるペンタサ®に比べ，より多くの5-ASAを大腸に到達させる目的で開発された．

● リアルダ®は5-ASAをpH依存性の被膜でコーティングを施行し，さらに大腸全体に持続的に5-ASAを放出するために，親水性基剤および親油性基剤からなるマトリックス中に5-ASAを分散させた製剤である．アサコール®と同様に回腸末端でコーティングが溶解したのち，大腸付近へ移行すると親水性基剤および親油性基剤が腸液の錠剤内部への浸透を抑制し，5-ASAが徐々に大腸で放出されることにより，大腸全体特に遠位大腸で治療効果を発揮することが期待される薬剤である．

❷ 適応と投与方法

● 軽症から中等症の活動性UCの寛解導入および寛解維持目的に使用され，経口薬，注腸製剤，坐剤の3種類がある．経口薬については，寛解導入期には最大量を使用することが重要である．一方，8週を超えた期間の最大量の有効性は確立されていないので，寛解維持期には患者の臨床背景や重症度を勘案して，適宜減量を検討する．標準量における再燃のリスク因子は過去のステロイド使用と寛解導入されてからの期間が短いことである[2]．

● 直腸炎型に対しては，わが国の5-ASA製剤の経口剤または坐剤，あるいは注腸製剤を使用するとされている．坐剤や注腸を単独で使用する場合には，患者の耐容性や煩雑性を考慮し必要に応じて看護師などによる指導を検討する．

● 左側大腸炎型・全大腸炎型に対しては，経口剤が使用されるが，左側大腸までの炎症であれば，注腸の併用により，高い治療効果を示す．最近の海外のガイドラインでは経口剤のみで効果が不十分な場合，全大腸炎型であっても注腸の使用が推奨されている[3]．

● 注腸や坐剤は注入による腸管刺激による不快感や疼痛を生じることがある。注入前に温めることや潤滑剤を使用するなどの工夫も大切である。

❸ 副作用

● 5-ASA 製剤の副作用については頻度の比較的高いものとして下痢，肝機能障害，搔痒感を含めた皮膚症状がある。近年食物アレルギーなどのアレルギー患者の増加に伴い，ペンタサ®を含めた 5-ASA アレルギーの割合が増えている。投与開始 2 週間以内に，発熱，腹痛，下痢などの腹部症状を生じることがあり，病勢の悪化と間違えやすいので注意が必要である。服用後比較的早期である点と比較的高い熱（38℃以上）が出ることが特徴で，薬剤の中止により改善する。薬剤リンパ球刺激試験（DLST）テストは診断の一助になるが，DLST 陰性はアレルギーがないとは限らないことに注意する必要がある。

● そのほか重篤な副作用として頻度は多くないが，間質性腎炎，汎血球減少，肝炎，膵炎に注意する。

● チオプリン製剤（アザチオプリンやロイケリン®）を併用する場合には，5-ASA 製剤がチオプリン製剤の代謝酵素であるチオプリン S-メチル転移酵素（TPMT）を阻害することにより，チオプリン製剤の代謝産物である 6-チオグアニンの血中濃度を高めて骨髄抑制などの副作用を増強することがあるので，併用する場合にはチオプリン製剤の減量や，必要に応じて 5-ASA 製剤の休薬などの注意が必要である。

> **処方例**
>
> 寛解導入に対して（8 週目までは最大量が望ましい）
> ・経口薬：ペンタサ®顆粒・錠　　1.5～4.0 g/日（1 日 1～2 回に分けて）
> 　　　　　サラゾピリン®錠　　　 3～4 g/日（1 日 1～3 回に分けて）
> 　　　　　アサコール®錠　　　　 2.4～3.6/日（1 日 1～3 回に分けて）
> 　　　　　リアルダ®錠　　　　　 2.4～4.8 g/日（1 日 1 回）
> ・注腸製剤：ペンタサ®注腸　　　 1 日 1 本（1 g）
> ・坐　剤　：ペンタサ®坐剤　　　 1 日 1 個（1 g）
> 寛解維持療法：コンプライアンスを改善するため 1 日 1 回投与が望ましい
> ・経口薬：ペンタサ®顆粒・錠　　1.5～2.25 g/日
> 　　　　　サラゾピリン®錠　　　 2 g/日
> 　　　　　アサコール®錠　　　　 2.4 g/日
> 　　　　　リアルダ®錠　　　　　 2.4 g/日
> ・注腸製剤・坐剤は可能な限り継続する

2　副腎皮質ステロイド薬

❶ 作用機序

● UC に対して使用されるステロイド製剤は主にプレドニゾロン，リンデロン®，ベタメタゾン，レクタブル®がある。

- 作用機序としては，プロスタグランジン・ロイコトリエンの抑制，リンパ球のアポトーシス誘導，核内転写因子への結合によるサイトカインやケモカイン産生の低下などより抗炎症効果を有すると考えられている．
- フォーム製剤として経肛門的に投与されるブデソニド（レクタブル®）もステロイド製剤であるが，腸管局所で高い組織濃度を維持しつつ，肝臓にて速やかに代謝されるため比較的副作用が少ないと考えられている．

❷ 適応と投与方法

- 投与経路は経口投与，経静脈投与，局所投与（注腸製剤，坐剤）である．

1）経口投与・経静脈投与

- 中等症で炎症反応や症状が強い場合，また軽症に準じた治療を行っても2週間以内に明らかな改善がない場合や途中で増悪する場合も5-ASA製剤に加えて経口プレドニゾロン30〜40 mg/日の投与を行う．ただし5-ASA製剤は開始直後にアレルギーによる腹部症状が悪化することもあるので，ステロイド開始前に5-ASAアレルギーを念頭に置くことが必要である．
- 重症例ではプレドニゾロン1〜1.5 mg/kg体重/日を目安として，点滴静注で投与する．
- 治療指針ではステロイドを1〜2週間程度で明らかな改善が得られない場合には，ステロイド抵抗性として，次の治療を行うことが記載されているが，発熱や腹痛を伴う症例ではより早期（3日程度）に治療効果判定を行う．一方で治療効果が緩徐にあらわれることもあるので，臨床症状，炎症反応，患者のQOLなどを考慮しながら，病勢が改善傾向にある場合は，あせらずに対応することも必要である．
- 寛解導入後の減量スケジュールには決められたプロトコールはないが，3ヵ月以内には離脱できるように減量する．20 mgまでは1〜2週間で10 mg程度，その後は2週間で5 mg程度の減量を行う．ただし治療効果がない場合には，副腎不全の発現に注意しながら速やかに減量を図る．

2）注腸製剤，坐剤

- 5-ASA製剤の局所療法で効果がない場合，左側大腸炎型・全大腸炎型で左側大腸の炎症が強い場合には経口ステロイドを考慮する前に，ステロイド注腸（プレドネマ®，ステロネマ®）やブデソニド注腸フォーム製剤（レクタブル®）の治療を行う．
- プレドネマ®，ステロネマ®の添付文書には治療期間の記載はないが，治療法が奏効した場合には，漸減中止し5-ASA製剤の経口薬や局所療法で維持を図る．レクタブル®は治験成績では1日2回の投与により6週目で32.8%の症例で内視鏡的寛解（Mayo内視鏡スコア0）が得られている（プラセボ群3.2%）ことより，1日2回6週間継続することが望ましい．

表3　ステロイドの副作用

・糖尿病，高血圧，動脈硬化病変	・うつ状態，精神障害，不眠	・中心性肥満
・感染症の誘発・増悪	・白内障，緑内障，眼球突出	・多毛，皮膚線条，皮膚萎縮
・骨粗鬆症と骨折	・発汗異常	・ステロイド筋症
・大腿骨頭壊死症	・味覚・嗅覚の低下	・浮腫
・消化管潰瘍	・低身長	・白血球増多，低カリウム

❸ 副作用

● ステロイドの副作用を**表3**に列挙した．短期的に問題となるのは moon face やざ瘡，不眠・気分高揚などの精神症状，胃痛や膨満感などの消化器症状である．また糖尿病合併例に対してステロイドを使用すると急激に悪化することがあるので，使用前に病歴聴取や採血による確認をきちんと行う．

● 免疫抑制薬などほかの薬剤の併用によって感染症のリスクが高まる．年齢や免疫抑制併用薬の種類や数によってニューモシスティスカリニ肺炎予防治療（S-T 合剤の内服投与）を考慮する．また入院例では，ステロイド治療開始前に，CMV の再活性化および真菌感染（β-D グルカン）のスクリーニングを行う．ステロイド治療で効果がない場合に生物学的製剤を使用する可能性も考慮し，治療前に B 型肝炎や潜在性結核のスクリーニングを行うことも大切である．

● ステロイドを長期に使用することは回避されるべきである．長期投与によって副腎不全，骨粗鬆症，白内障，大腿骨骨頭壊死，耐糖能障害発症のリスクが高まる．

● ステロイド使用時における骨粗鬆症の発症について，治療ガイドラインでは，ステロイドを 3ヵ月以上服用または服用予定の患者では，すでに骨折がある，65 歳以上，プレドニン®換算で 7.5 mg/ 日以上服用している，骨密度が YAM（若年成人平均）70%未満のいずれかに該当する場合には薬物治療を推奨している．予防するための治療としては，アレンドロネート（ボナロン®・フォサマック®）およびリセドロネート（アクトネル®・ベネット®）が第一選択薬として推奨されている．

処方例

・経口薬	：プレドニン®錠　　　　30〜40 mg/日	（1 日 1〜2 回に分けて）
・点滴静注	：水溶性プレドニン®　1〜1.5 mg/kg 体重 /日	（1 日 1〜3 回に分けて　または持続投与）
・注腸製剤	：プレドネマ®注腸（20 mg）	1 日 1〜2 本
	ステロネマ®注腸（3 mg）	1 日 1〜2 本
	レクタブル®フォーム（2 mg）	1 日 2 本（2 回に分けて）
・坐　剤	：リンデロン®坐剤（0.5 mg）（1 mg）	1 日 1〜2 個

3　免疫調節薬（アザニン®およびロイケリン®）

❶ 作用機序と代謝酵素

● UC に使用される免疫調節薬としてアザチオプリン（AZA）（イムラン®・アザニン®）

4
内科治療

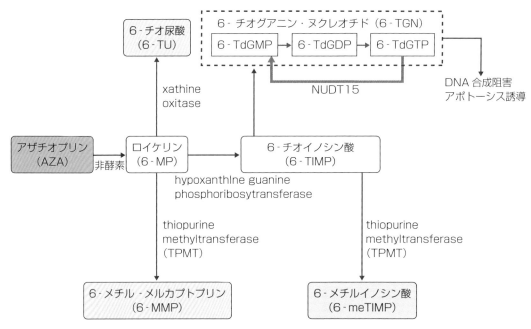

図1　チオプリン製剤の代謝経路

と6-メルカプトプリン（6-MP）（ロイケリン®）の2つがあり，AZAのみが現在保険
適応がある．6-MPはUCに対する保険適応はないが，わが国の治療指針には記載され
ており，また粉薬であるため用量の調節がしやすい点が利点である．

- AZA，6-MPの薬物代謝経路について**図1**に示す．AZAは大部分が体内に入ると
6-MPに変換され，その後6-MPはキサンチンオキシダーゼにより6-チオ尿酸（6-
TU）として排泄される．さらに細胞内で6-MPは代謝酵素により6-チオイノシン酸
（6-TIMP）と6-メチル−メルカプトプリン（6-MMP）に代謝され，その後6-TIMP
はイノシンモノフォスフェートデヒドロゲナーゼ（IMPDH）により6-チオグアニン
（6-TG）へ代謝される．AZA，6-MPの有効成分は6-TGであり，T細胞のアポトー
シスを誘導し，免疫反応を抑制することにより治療効果を発揮すると考えられている．
またチオプリンメチルトランスファラーゼ（TPMT）により代謝された6-MMPは肝
機能障害と関係がある．

- TPMT活性の低下は6-TG濃度と関連し，骨髄抑制の副作用リスクを上昇させる．
TPMT活性は遺伝子多型により決定されるが，わが国では骨髄抑制を起こす遺伝子多
型を有することはほとんどない．現在わが国では研究レベル以外でTPMT活性を測定
することはできない．

- 近年NUDT15の遺伝子変異が，チオプリン製剤による高度の骨髄抑制・脱毛と関係し
ていることが報告されている[4, 5]．NUDT15はチオプリンの最終代謝産物である，
6-TdGTP（6-thio-deoxyguanine diphosphate）の脱リン酸化する酵素であるが，わが
国で約1%に存在するホモリスク遺伝子を有する患者においては，脱リン酸化が抑制さ
れDNA/RNA合成阻害作用を増強することにより，高度の骨髄抑制が生じると考えら

表4　NUDT15遺伝子多型の頻度と副作用

NUDT15遺伝子 検査結果	日本人での頻度	通常量で開始した場合の副作用頻度		チオプリン製剤の 開始方法
		急性高度白血球減少	全脱毛	
Arg/Arg	81.1%	稀（<0.1%）	稀（<0.1%）	通常量で開始
Arg/His				
Arg/Cys	17.8%	低（<5%）	低（<5%）	減量して開始
Cys/His	<0.05%	高（>50%）		
Cys/Cys	1.1%	必発	必発	服用を回避

（厚生労働科学研究費補助金 難治性疾患等政策研究事業「難治性炎症性腸管障害に関する調査研究」（鈴木班），令和元年度分担研究報告書．p.10, 2020）

れている．現在NUDT15遺伝子多型検査は保険承認されており，チオプリン製剤投与前1回のみ測定が可能である．

❷ 適応と投与方法

● ステロイド依存性の寛解維持やステロイド離脱目的に使用する．治療効果が緩徐であることより寛解導入目的に使用されることはほとんどない．抗TNF-α抗体製剤であるインフリキシマブ使用時にチオプリン製剤を併用することにより，中和抗体の産生を抑制し，有効性を向上させる．

● 投与開始前にNUDT15遺伝子多型を調べ，ホモリスク（Cys/Cys）の場合には投与を回避する．Arg/CysまたはCys/His遺伝子多型の場合には回避する必要はないが，減量して開始する（表4）．

● 初期投与量については，Arg/Argといった高度骨髄抑制発生のリスクが少ない患者については最初より欧米と同様の投与量（AZAであれば2〜2.5 mg/kg）を使用する考え方もあるが，遺伝子多型以外の要因もあること，骨髄抑制以外の副作用もあることより，筆者はArg/ArgであればAZA 50 mgから開始している．Arg/CysまたはCys/Hisの場合はAZA 25 mgもしくは微調整しやすい6-MPを10〜15 mg程度から開始する．

● NUDT15が測定できるまでは高度の骨髄抑制を早期に検出するため投与1〜2週間後に採血を再検していたが，現在ではArg/Argであれば1ヵ月程度に再度採血を行っている．Arg/Cysの場合はこれまでどおり2週間以内での採血評価が無難であると考える．

● 投与量は白血球数（3,000〜4,000前後）やMCV（100程度）を目安に調節する．

❸ 副作用

● NUDT15遺伝子多型測定により高度骨髄抑制や全脱毛の予測は可能となったが，ほかの副作用は予測できないことを留意する．

● 注意すべき主な副作用は，発熱・下痢などのアレルギー，骨髄抑制，感染症，肝機能障害，消化器症状（嘔気・胃痛など），頭痛，倦怠感，膵炎（膵酵素上昇）などである．アレルギーや消化器症状などは治療開始早期に出現することが多い．

● 日和見感染症は，ステロイド，ほかの免疫抑制薬，生物学的製剤の併用によりリスクが高くなる．チオプリン製剤使用時には生ワクチンの投与ができないので，生ワクチン投与を要する場合にはチオプリン製剤を休薬してから投与する必要がある．またB型肝炎のキャリアである場合には使用により再活性化のリスクがあるので，肝炎ウイルスマーカーのモニタリングを行うなどの対応をする．

● チオプリン製剤使用患者では非使用者に比べてリンパ増殖性疾患の発症リスクが高いことに注意する[6]．また若年男性患者でインフリキシマブとの併用によりT細胞リンパ腫の発症があることが海外で報告されている．

● 一方で必要性があるためチオプリン製剤を使用する症例も多いので，チオプリン製剤を使用することのメリットおよびリンパ増殖性疾患発症のリスクについて説明し，必要な患者には使用を勧める．

処方例

初期投与
• アザニン（イムラン®）錠　　50 mg（NUDT15 Arg/Cys 遺伝子の場合は表4を参照）
• ロイケリン®散　　　　　　　30 mg（NUDT15 Arg/Cys 遺伝子の場合は表4を参照）
その後は白血球数やMCV値を見ながら，投与量を調節する

4　抗TNF-α抗体製剤

● 現在UCに対してわが国で保険適応となっている抗TNF-α抗体製剤はインフリキシマブ（レミケード®），アダリムマブ（ヒュミラ®），ゴリムマブ（シンポニー®）の3種類である．

A　インフリキシマブ（レミケード®）

❶ 作用機序

● インフリキシマブはTNF-αに対するモノクローナル抗体であり，TNF-αが結合する可変領域はマウス由来で，ほかの部分はヒト免疫グロブリン（Ig）G1 定常領域からなるヒト/マウスキメラ型である．

● 可溶性TNF-αの生物活性を中和するとともに，膜結合型TNF-α発現細胞をCDC（補体依存性細胞傷害）あるいはADCC（抗体依存性細胞媒介型細胞傷害）により傷害すること，ならびに受容体に結合したTNF-αを解離させることによりTNF-αの作用を阻害し，抗炎症効果を有する．

● ヒト/マウスキメラ型抗体であることより，中和抗体を産生しやすく，投与時反応などの副作用発現や治療効果が減弱する（二次無効）こともある．

● 血中トラフ濃度と治療効果が関連しているという報告があるが，わが国では2020年4月時点でUCに対するトラフ濃度測定に関する保険適応がない（リウマチでは承認され

ている）.

❷ 適応と投与方法

● 適応は過去の治療において，ほかの薬物療法（5-ASA 酸製剤，ステロイド，AZA など）等の適切な治療を行っても，疾患に起因する明らかな臨床症状が残る場合に使用するとされている（添付文書）.

● 海外の臨床試験では 52 週目までの維持効果が確認されているため[7]，インフリキシマブで寛解導入された例は，そのまま維持療法として継続して使用することが多い.

● 投与方法は体重 1 kg あたり 5 mg を 1 回の投与量とし点滴静注する．初回投与後，2 週，6 週に投与し，以後 8 週間の間隔で投与を行う.

● AZA の併用により中和抗体産生を抑制され，有効率が高くなるというデータがあるが[8]，チオプリン製剤併用は後述するリンパ腫のリスクを高める可能性があるため注意が必要である.

❸ 副作用

● 抗 TNF-α 抗体製剤に共通した副作用としては，潜在性結核の顕在化，B 型肝炎ウイルスの再活性化を含めた感染症がある．そのため治療前に胸部 X 線検査に加え，インターフェロン-γ 遊離試験またはツベルクリン反応検査を行う．B 型肝炎ウイルスについても HBs 抗原，HBs 抗体，HBc 抗体の測定を行う[1].

● ほかに認められる重要な副作用として，間質性肺炎，肝機能障害，ループス様症候群の出現，投与時反応（血圧低下，皮膚搔痒感，頻脈，冷感，呼吸困難）などが報告されている.

● 投与時反応が出現した場合には抗アレルギー薬や速効性ステロイドを使用する．投与時反応予防のため前投薬として，アセトアミノフェンやステロイドを投与する場合もある.

● 抗 TNF-α 抗体製剤単独投与によりリンパ腫発生のリスクが高くなるデータはない．一方でチオプリン製剤併用により，肝脾 T 細胞リンパ腫が発生した報告がなされ，特に若年男性に発症したケースがあることより，対象患者にチオプリン製剤を併用する場合には，メリットと副作用のバランスを勘案し，患者に情報提供する必要がある.

● インフリキシマブ（アダリムマブも）は IgG 抗体であり，胎盤通過性があるため，妊娠中期以降胎児へ移行する．妊娠中に投与を継続した場合，出産した新生児に薬剤が残る可能性が高いことより，生ワクチン接種はリスクがあると考えられる．したがって妊娠中期以降にはインフリキシマブ投与を回避するという考え方もある一方で，休薬により病勢の悪化が危惧される．妊娠中期以降の本剤の使用について，わが国のガイドラインや治療指針には明記されていない．現時点では症例ごとに患者およびパートナーと継続の適否について検討しているのが現状である.

4

内科治療

処方例

インフリキシマブ（レミケード®）
- 1回5mg/kg体重　2時間以上で点滴静注
- 初回投与後，2週，6週に投与し，有効であれば8週間の間隔で投与を行う（維持投与では投与時反応がなければ1時間で投与可能）

B　アダリムマブ（ヒュミラ®）

❶ 作用機序

● アダリムマブは遺伝子組換え技術により製造された，ヒト型モノクローナル抗体であり，ヒトTNF-αに対して高い親和性を選択性を有する．

❷ 適応と投与方法

● 初回に160mgを，2週間後に80mgを皮下注射する．初回投与4週間後以降は，40mgを2週に1回，皮下注射する．

● 自己投与が可能である．現在ペン型で投与可能であり，自己投与患者には使用しやすくなっている．

● 適応は基本的にはインフリキシマブと同様である．ただしステロイド抵抗性の重症例に対する有効性に関する報告はないため，自己注射可能である点，投与経路が皮下注射である点などを考慮し，中等症の外来での使用が望ましいと考える．

● 添付文書には維持効果については明確ではないため漫然と投与しないこととされているが，わが国の治験成績では52週目の寛解率は23%でプラセボ（7%）に比べて維持効果が認められている[9]．また市販後調査においてもアダリムマブで寛解導入された症例の長期予後は比較的良好であることも報告されている（Ogata H et al：2019年 欧州炎症性腸疾患学会）．

● 抗TNF-α抗体製剤の使用歴がない症例のほうが既使用例に比して有効性が高い．

● チオプリン製剤併用の有効性に関する報告はされていないが，完全ヒト型モノクローナル抗体であっても自己抗体産生することはあるので，併用の意義はあるかもしれない．

❸ 副作用

● 投与時反応はインフリキシマブより頻度は少なく，軽微なものが多い．インフリキシマブで治療効果があるものの投与時反応のため中止を余儀なくされた症例において，アダリムマブにスイッチすることより副作用なく長期寛解維持可能な例もある．

● 投与時反応以外の一般的な感染症に対する注意点はインフリキシマブと同様である．

アダリムマブ（ヒュミラ®）
・初回に 160 mg，初回投与 2 週間後に 80 mg を皮下注射する
・初回投与 4 週間後以降は，40 mg を 2 週に 1 回皮下注射する
・自己注射が可能である

C　ゴリムマブ（シンポニー®）

❶ 作用機序

● ゴリムマブはヒト免疫グロブリンを産生するトランスジェニックマウスに，ヒト TNF-α を免疫することにより創製されたヒト型抗ヒト TNF-α モノクローナル抗体である．

● 可溶性および膜結合型のヒト TNF-α との親和性を有する．

❷ 適応と投与方法

● 過去の治療において，ほかの薬物療法（5-ASA 酸製剤，ステロイド，AZA など）等の適切な治療を行っても，疾患に起因する明らかな臨床症状が残る中等症から重症例が適応である．

● 初回投与時に 200 mg，初回投与 2 週後に 100 mg を皮下注射する．初回投与 6 週目以降は 100 mg を 4 週に 1 回皮下注射する．50 mg 含有の注射製剤であるので，初回は 4 本，2 回目以降は 2 本の投与が必要である．

● 国際共同治験および国内の臨床試験において，52 週目での寛解維持効果が確認されており，寛解導入が得られた症例については，維持目的で継続投与することが望まれる．一方 14 週目の投与までに治療反応が得られない場合，本剤の継続の可否も含めた検討を行う（添付文書）．

● これまでは院内注射のみの投与であったが，2020 年 4 月より在宅自己注射が認められるようになった．

❸ 副作用

● ヒト型抗体であるため，自己抗体発現率は低値（2.7〜3.5%）であり，投与時反応の発現率は低いが，注射部位反応（紅斑，硬結，掻痒感，蕁麻疹など）の軽度の投与時反応が認められることに留意する必要がある．

● 投与時反応以外の一般的な感染症に対する注意点はインフリキシマブと同様である．

ゴリムマブ（シンポニー®）
・初回投与時に 200 mg，初回投与 2 週後に 100 mg を皮下注射する
・初回投与 6 週目以降は 100 mg を 4 週に 1 回，皮下注射する
・2020 年 4 月より UC に対しても自己注射が可能になった

5　カルシニューリン阻害薬

● わが国で UC に対して保険適応があるカルシニューリン阻害薬はタクロリムス（プログラフ®）のみである．シクロスポリン（サンディミュン®）は難治性 UC に対する治療法として，治療指針に記載されているが，原則として専門施設でのみ行われるべきであり，本項ではタクロリムスのみを記載した．

❶ 作用機序

● タクロリムスは細胞内に入ると Ca- カルモジュリンによって活性化されたカルシニューリンの脱リン酸化を阻害する．そのため転写因子である NF-kB や NF-AT の核への移行が抑えられ，IL-2 を産生する遺伝子の転写が抑制されることにより抗炎症効果を有する．

● タクロリムスはシクロスポリンに比して消化管からの吸収効率がよく，血中トラフ濃度が安定するため経口薬での開発が行われた．シクロスポリンは血中濃度の安定が悪いため，持続静注療法として使用されている．

❷ 適応と投与方法

● タクロリムスは中等症以上のステロイド抵抗性・依存性の症例が適応である．血中トラフ濃度の調節が必要なため入院患者が対象となることが多い．病院でトラフ濃度を測定できなくても治療は可能であるが，トラフ濃度が至適濃度に到達するのが緩徐になることより，施設内で測定できることが望ましい．

● 治療初期に 1 回 0.025 mg/kg を 12 時間おき 1 日 2 回経口投与を行い，トラフ濃度が治療域（10〜15 ng/mL）を目標に濃度調節をする．約 2 週間 10〜15 ng/mL になるように用量を調整し，その後トラフ濃度を 5〜10 ng/mL になるように調節を行う（添付文書）．

● 専門施設を中心に初期投与量を 1 回 0.05 mg/kg で開始し，早期に治療域に到達するような方法も行われている．また食事による吸収効率への影響はあるため，治療初期には必要に応じて禁食にすることにより早期に濃度を上昇させる工夫も行われる．

● 3 ヵ月をめどにタクロリムスを中止し，チオプリン製剤などのほかの治療法に切り替えるのが原則であるが，実際には休薬できず継続されている症例も存在する．長期投与では腎機能障害の危険が増加し，不可逆性になる場合もあるので，慎重な経過観察が必要である．

● 治療開始時にはステロイドが併用されていることが多いが，タクロリムスの治療が開始されたら，治療効果の有無にかかわらずステロイドは減量されるべきである．

● 半減期は約 2 時間であるため，休薬後比較的速やかに血中から薬物は消失すると考えられる．

❸ 副作用

● 重要な副作用として，感染症，腎機能障害，神経症状（振戦，頭痛など），血糖上昇が

ある．トラフ濃度を下げることにより多くの副作用は改善するが，腎機能障害については，トラフ濃度が高濃度（15 ng/mL）になった場合や血中クレアチニン値が施設内の基準上限値を超えた場合には，速やかな減量（場合によっては中止）を行わないと，急激に腎機能が悪化することもあるので注意が必要である．

● 本治療中の生ワクチン使用やスピロノラクトン（アルダクトン®）などのカリウム保持利尿薬は併用禁忌である．

● タクロリムスはCYP3A4で代謝される薬剤であるため，同じCYP3A4により代謝されるマクロライド系，真菌に対する抗菌薬，テラプレビルなどの抗ウイルス薬は血中濃度を上昇させる．またグレープフルーツジュースの併用もトラフ濃度を上げるので，本治療中は飲料を控えるように指導する．抗てんかん薬（カルバマゼピン，フェニトイン）は薬物代謝酵素が誘導され，薬物代謝が促進されるため，タクロリムスの血中濃度が低下する．

> **処方例** （専門施設での使用が望ましい）
>
> タクロリムス（プログラフ®）
> ・初期に1回0.025 mg/kgを1日2回経口投与（12時間おき）
> ・その後の投与量の調節は添付文書を参照

6 血球成分吸着除去療法

❶ 作用機序

● UCの病態にはリンパ球，単球などの白血球などの免疫担当細胞および細胞から産生・放出されるサイトカインやケモカインが関与している．血球成分吸着除去療法は経静脈的に血液の一部を取り除き，炎症担当細胞を吸着・除去することにより炎症の抑制を図る．

● 顆粒球単球吸着除去療法（アダカラム®）と白血球除去療法（セルソーバ®）がこれまで保険適応として使用されていたが，2020年4月現在で使用可能なのはアダカラム®のみである．

● アダカラム®の場合，血液流量を1分間に30 mLに設定し，60分の治療を行う．顆粒球の約65％，単球の55％程度を除去する．

● 両腕の静脈を血管確保し，一方の静脈より血液を取り出し，抗凝固薬を使用しながら，カラムに血液を通過させ，血球成分を吸着・除去する．その後もう一方の静脈に血液を戻す．

❷ 適応と治療法

● わが国でUC難治例の治療法として保険承認された最初の治療法である．中等症・重症のステロイド抵抗性・依存性に使用可能であるが，治療効果が緩徐な場合もあるため，

手術前の重症例より，中等症程度の症例に使用したほうが望ましい．

- 1クールで10回までの治療（劇症では11回）が可能である．治療間隔の制限は特になく，週1回の治療よりも週2〜3回（intensive therapy）のほうが寛解導入されるまでの期間が短い．

❸ 副作用

- 難治例に対する他治療に比べて，感染症などの重篤な副作用が少ないため高齢者にも使用しやすい．一方で凝固能が高度に亢進している患者の場合に血栓症を誘発する可能性があることに注意する．
- 主な副作用は血管穿刺に伴うもの，または抗凝固薬に起因したものであり，発熱，頭痛，穿刺部周辺発赤，穿刺部痛，血管迷走神経性反応，蕁麻疹，溶血などであるが，中止により改善する．

7　トファシチニブ（ゼルヤンツ®）

❶ 作用機序

- トファシチニブは，多くのサイトカインの細胞質内シグナル伝達である Janus kinase（JAK）を阻害することにより腸炎抑制効果を有する．
- UC に対してはトファシチニブ（ゼルヤンツ®）が保険適応がある．JAK1, 2, 3の阻害薬であり，わずかに tyrosine kinase（Tyk）2も抑制する．granulocyte-macrophage colony stimulating factor（GM-CSF）やエリスロポイエチンの受容体は JAK2 と結合していることより，副作用として，貧血に留意する必要がある．

❷ 適応と投与方法

- 中等症から重症の UC で過去の治療において，ステロイド，免疫抑制薬または生物製剤による適切な治療を行っても，疾患に起因する明らかな臨床症状が残る場合に投与する（添付文書）．
- 寛解導入療法では，1回10 mgを1日2回8週間経口投与する．なお，効果不十分な場合はさらに8週間投与することができる．
- 維持療法では，通常，成人にトファシチニブとして1回5 mgを1日2回経口投与する．なお，維持療法中に効果が減弱した患者では，1回10 mgの1日2回投与に増量することができる．また過去の薬物治療において難治性の患者（抗 TNF-α 抗体製剤無効例など）では，1回10 mgを1日2回投与することができる．
- 抗 TNF-α 抗体製剤無効例においても有効性が高く，また治療開始後比較的早期に効果があらわれる．
- 強い免疫抑制作用を有することより，チオプリン製剤との併用は行わない．

❸ 副作用

● 注意すべき重要な副作用は，帯状疱疹を含めた感染症である．敗血症，肺炎，真菌感染症を含む日和見感染症などの致死的な感染症が報告されているため，十分な観察を行うなど感染症の発症に注意する．また国際共同治験の結果から，65 歳以上の高齢者，アジア人が帯状疱疹発症のリスクであるため注意が必要である．

● 本剤投与に先立って結核に関する十分な問診および胸部 X 線検査に加え，インターフェロン-γ 遊離試験またはツベルクリン反応検査を行う．

● また関節リウマチを対象とした市販後臨床試験の中間成績において，トファシチニブ 10 mg 1 日 2 回投与群（1 日 20 mg）で肺塞栓症および全死亡の頻度が上昇したことが報告されている（JSIBD ホームページ医療関係のお知らせ．2019/3/23）．10 mg 1 日 2 回を投与する際には注意が必要である．

● LDL，HDL コレステロールの上昇，好中球・リンパ球の低下，ヘモグロビン値のデータの異常が臨床試験で認められており，好中球・リンパ球数が $500/mm^3$ 以下の場合，ヘモグロビン値が 8 g/dL 以下の場合には使用は禁忌である．また好中球数が $1,000/mm^3$ 以下の場合，ヘモグロビン値が 9 g/dL 以下の場合には使用しないことが望ましいとされている．投与中は脂質系の血液検査も定期時に行うことが望ましい．

● 代謝は CYP3A4 を介した肝代謝経路が大部分である．したがって薬物相互作用として，YP3A4 阻害薬であるマクロライド系抗菌薬，抗真菌薬，カルシウム拮抗薬やグレープフルーツジュースなどはトファシチニブの血中濃度を上げる可能性がある．抗てんかん剤や抗結核薬であるリファンピシンは CYP3A4 を誘導することより，血中濃度を減少させることに注意する．

● 妊娠中の使用については，非臨床試験において，トファシチニブにより動物レベルで早期吸収胚数および着床後胚死亡率の増加，生存胎児数減少，胎児体重減少および胎児の奇形の増加の報告があることより，妊娠患者における本剤の使用は禁忌である．

処方例

寛解導入（通常 8 週間程度）
・トファシチニブ（ゼルヤンツ®）1 回 10 mg を 1 日 2 回投与
寛解維持
・トファシチニブ（ゼルヤンツ®）1 回 5 mg を 1 日 2 回投与

---

8 ベドリズマブ（エンタイビオ®）

❶ 作用機序

● UC では末梢血管から腸管組織へのリンパ球浸潤が重要であり，リンパ球上の接着分子である α4β7 インテグリンと血管内皮細胞上の MAdCAM-1 の結合が必要である．ベドリズマブは α4β7 インテグリンに対するヒト化モノクローナル抗体であり，リンパ球浸潤を阻害することにより炎症を抑制する．

❷ 適応と投与方法

- 中等症から重症の UC で，過去の治療において，ほかの薬物療法（ステロイド，AZA など）等の適切な治療を行っても，疾患に起因する明らかな臨床症状が残る場合に投与する（添付文書）.
- 寛解導入療法としては，ベドリズマブは1回300 mg を30分以上かけて点滴静注する. 抗 TNF-α 抗体製剤であるインフリキシマブと投与スケジュールは同様だが，投与量は体重に関係なく 300 mg である. その後初回投与2週後，6週後に投与する.
- 3回投与時で治療効果が得られた場合には以降8週間隔で投与する. 治療反応が得られない場合は治療法の変更を含め検討する.
- 実臨床では治療効果はやや緩徐であることより，急激に病勢が悪化する可能性のある重症例より，治療効果判定に余裕のもてる症例への使用が望ましい.

❸ 副作用

- 国内外の臨床試験の結果では投与時反応や，肺炎，敗血症，結核，リステリア症，CMV 感染，日和見感染などの重篤な感染症が報告されている.
- 本剤投与に先立って結核に関する十分な問診および胸部 X 線検査に加え，インターフェロン-γ 遊離試験またはツベルクリン反応検査を行う.
- 海外において α4 インテグリン阻害薬であるナタリズマブ（本邦未承認）を使用した患者において，進行性多巣性白質脳症発症（PML）の報告がされている. エンタイビオ® での報告例はないが，片麻痺，四肢麻痺，認知機能障害，失語症，視覚障害などの PML が疑われる症状が認められた場合には速やかに投与を中止する.
- ほかの副作用としてウイルス性上気道感染，発熱悪心，倦怠感，関節痛，発疹などが報告されている.

処方例

ベドリズマブ（エンタイビオ®）
- 1回300 mg を30分以上かけて点滴静注する
- 初回投与後，2週，6週に投与し，有効であれば8週間の間隔で投与を行う

9　ウステキヌマブ（ステラーラ®）

❶ 作用機序

- ウステキヌマブは炎症性腸疾患（inflammatory bowel disease：IBD）の病態に関与していると考えられている IL-12，IL-23 の共通構成蛋白である p40 に対する抗体製剤であり，IL-12，IL-23 の作用を阻害することにより炎症を抑制する.
- もともと乾癬と CD に対して保険適応があったが，2020年3月に UC に対しても追加承認された.

❷ 適応と投与方法

- 乾癬では皮下注射製剤が使用されるが，CD，UC では初回投与を点滴静注で行い，維持療法として皮下注射が使用される．
- 中等症から重症の UC の寛解導入または維持療法として，既存治療で効果不十分な場合に使用可能である．
- 導入療法の初回治療は体重によって投与量が異なる（処方例参照）．
- 維持療法については，本剤初回投与の 8 週後に 90 mg を皮下投与する．以降は 12 週間隔で 90 mg を皮下投与する．なお，効果が減弱した場合には，投与間隔を 8 週間に短縮できる．

❸ 副作用

- 注意すべき副作用はアナフィラキシーと結核や真菌感染症を含めた重篤な感染症である．ほかに鼻咽頭炎，歯肉炎，頭痛，下痢，蕁麻疹，ざ瘡，関節痛，背部痛が比較的頻度の高い副作用である．
- 自己抗体の発現率は国際共同治験の結果では 505 例中 23 例（4.6%）であった．
- 2020 年 3 月に追加承認された治療法であり，実臨床での副作用については現時点では明らかではない．

処方例

ウステキヌマブ（ステラーラ®）
初回治療
- 以下に示す用量を単回点滴静注する
- 患者体重：55 kg 以下… 260 mg
　　　　　　55 kg を超える 85 kg 以下… 390 mg
　　　　　　85 kg を超える… 520 mg
維持療法
- 本剤初回投与の 8 週後に 90 mg を皮下投与する
- 以降は 12 週間隔で 90 mg を皮下投与する
- なお，効果が減弱した場合には，投与間隔を 8 週間に短縮できる

---

10 漢方薬 ― 青黛について

- 青黛はリュウキュウアイ，タデ科のアイなどの葉や茎から抽出された粉末の生薬である．近年，青黛や青黛を含有した漢方薬が UC に対して使用されているが，保険適応はなく，患者が自己購入して使用することより社会的問題となっていた．
- UC に対する青黛の有効性を検証するために，多施設共同研究を行い，0.5〜2 g/ 日 8 週間の治療はプラセボに比して有効率が高いこと[10]，チオプリン製剤や抗 TNF-α 抗体製剤既使用例などの治療抵抗例においても有効であることが確認された[11]．
- 青黛に含まれているインジゴ，インジルビンが IL-22 の産生を誘導することにより粘

膜治癒効果を有すると考えられている.

- 副作用としては肝機能障害，頭痛，消化器症状のほか，肺高血圧症や腸重積などの重篤な副作用を生じることもあるので注意が必要である．難治例に有効である治療法である一方で，青黛を服用している患者に対しては，上記のような副作用が起こりうることを伝えることが望ましい．

文 献

1) 日本肝臓学会 編：B 型肝炎治療ガイドライン（第 3.2 版）．p.78-80, 2020
   https://www.jsh.or.jp/files/uploads/HBV_GL_ver3.2_20200926.pdf（2020 年 11 月閲覧）
2) Fukuda T et al：The risk factor of clinical relapse in ulcerative colitis patients with low dose 5-aminosalicylic acid as maintenance therapy：A report from the IBD registry. PLoS One 12：e0187737, 2017
3) Lamb CA et al：British Society of Gastroenterology consensus guidelines on the management of inflammatory bowel disease in adults. Gut 68（Suppl 3）：s1-s106, 2019
4) Yang SK et al：A common missense variant in NUDT15 confers susceptibility to thiopurine-induced leukopenia. Nat Genet 46：1017-1020, 2014
5) Kakuta Y et al：NUDT15 R139C causes thiopurine-induced early severe hair loss and leukopenia in Japanese patients with IBD. Pharmacogenomics J 16：280-285, 2016
6) Beaugerie L et al：Lymphoproliferative disorders in patients receiving thiopurines for inflammatory bowel disease：a prospective observational cohort study. Lancet 374：1617-1625, 2009
7) Sands BE et al：Infliximab for induction and maintenance therapy for ulcerative colitis. N Engl J Med 353：2462-2476, 2005
8) Panaccione R et al：Combination therapy with infliximab and azathioprine is superior to monotherapy with either agent in ulcerative colitis. Gastroenterology 146：392-400, 2014
9) Suzuki Y et al：Efficacy and safety of adalimumab in Japanese patients with moderately to severely active ulcerative colitis. J Gastroenterol 49：283-294, 2014
10) Naganuma M et al：Efficacy of indigo naturalis in a multicenter randomized controlled trial of patients with ulcerative colitis. Gastroenterology 154：935-947, 2018
11) Naganuma M et al：Indigo naturalis is effective even in treatment-refractory patients with ulcerative colitis：a post hoc analysis from the INDIGO study. J Gastroenterol 55：169-180, 2020

（長沼　誠）

第5章 外科治療

はじめに

- 潰瘍性大腸炎（ulcerative colitis：UC）に対する内科治療の進歩は著しく，手術が回避できる症例も増加している．
- 重症／劇症例で内科治療が奏効しない場合は緊急手術が必要であり，内科と外科の連携が重要である．
- 近年，高齢発症の症例が増加し，これらの症例の緊急手術では周術期死亡が多いため手術のタイミングを逃さないように注意を要する．
- UCに対する基本術式は大腸全摘，回腸囊肛門（管）吻合術である．ただ高齢者では大腸全摘，回腸永久人工肛門造設術が行われることも多く術式は重症度，年齢，併存疾患などを含めて総合的に判断する．
- 術後も回腸囊炎（pouchitis）や，肛門管吻合術後の残存肛門管粘膜のサーベイランスなどの問題点もある．

1 手術適応と手術のタイミング（表1）[1]

❶ 重症，劇症例

- 重症／劇症例では強力な内科治療（ステロイド大量静注療法，タクロリムス，抗TNF-α抗体製剤）が無効な例，大腸穿孔，大量出血，中毒性巨大結腸症が絶対的手術適応である[1]．
- 強力な内科治療に関して，重症例は1〜2週間，劇症例であれば数日以内に治療効果判定を行い外科医と相談のうえで手術適応を判断する．
- 特に高齢者の緊急手術で周術期死亡率が高いことが報告されており[2]，高齢者の重症／劇症例ではfirst line therapyが奏効しなかった場合，全身状態を正確に判断しsecond line therapyを行うのか，手術を行うのか内科と外科が連携して決断しなければならない．

❷ 難治例

- 難治例とは適正なステロイド使用にもかかわらず効果が不十分なステロイド抵抗例，ステロイド投与中は安定しているがステロイド減量で再燃増悪するステロイド依存例などよりなる[1]．UCの手術適応で最も多い．
- 内科治療で十分な効果がなく，日常生活，社会生活が困難な生活の質（quality of life：QOL）低下例（便意切迫を含む），もしくはステロイド，免疫調節薬で重度の副作用が発現した場合に相対的手術適応となる[1]．
- 術前のステロイドの減量に関してはUCの増悪をきたす可能性があり，無理に行う必要はない．

表1　潰瘍性大腸炎の手術適応

1）絶対的手術適応	①大腸穿孔，大量出血，中毒性巨大結腸症 ②重症，劇症型で強力な内科治療（ステロイド大量静注療法，血球成分除去療法，シクロスポリン持続静注療法，タクロリムス経口投与，インフリキシマブ点滴静注，アダリムマブ皮下注射など）が無効な例 ③大腸癌および high grade dysplasia（UC-Ⅳ）
2）相対的手術適応	①難治例：内科的治療で十分な効果がなく，日常生活，社会生活が困難な QOL 低下例，内科的治療で重症の副作用が発現，または発現する可能性が高い例 ②腸管外合併症：内科治療抵抗性の壊疽性膿皮症，小児の成長障害など ③大腸合併症：狭窄，瘻孔，low grade dysplasia（UC-Ⅲ）のうち癌合併の可能性が高いと考えられる例など

（文献1）より引用）

❸ 癌 /dysplasia 症例

● 内科治療の進歩に伴い外科手術を回避できる症例が増加した．それに伴い病悩期間が延長し，癌 /dysplasia で手術適応となる症例が増加している．

● 大腸癌および high grade dysplasia（HGD）は絶対的手術適応であり，大腸合併症〔狭窄，瘻孔，low-grade dysplasia（LGD）〕で癌の可能性が高いと考えられる症例は相対的手術適応である[1]．狭窄で口側大腸の評価ができない症例も手術を考慮すべきである．

● 欧米のメタアナリシスでは UC の累積発癌率は10年で2.1%，20年で8.5%，30年で17.8%と報告されており[3]，罹患期間とともに増加している．わが国の報告は10年で0.5%，20年で4.1%，30年で6.1%である[4]．

● UC の長期経過例や術後残存粘膜に対する内視鏡サーベイランスの重要性はいうまでもない．

2　手術率

● UC に対する累積手術率はわが国においては5年で12〜14%，10年で約17%であり，それ以降も経年的に増加していくとの報告がある[5]．欧米での累積手術率は5年で7.5〜11.7%，10年で9.1〜14.5%[6]とわが国と比較して大きな差はない．

● 病変の拡がりによる累積手術率に関しては，全大腸炎型が最も高く発症2年で14.1%，5年で32%，10年で40%と報告されている[7]．そのほかに全大腸炎型では，1年あたり1〜2%ずつ経年的に手術率が上昇することが示されている[5]．

● わが国での約28,000人を対象とした大規模コホート研究では高齢発症 UC は若年発症 UC と比較して，有意に手術率が高いことが報告されている[8]．その理由として，高齢発症の患者は疾患活動性が高いが併存疾患やステロイド，免疫調整薬治療に伴う感染症合併リスクが高いため second line therapy や third line therapy ができない症例が多いことが関連しているものと思われる．

3 潰瘍性大腸炎に対する術式 (図1)

❶ 大腸全摘, J型回腸嚢肛門吻合術 (ileal J-pouch anal anastomosis：IPAA)

- 大腸全摘後, 肛門操作で歯状線より肛門管粘膜の切除を行い, 手縫いで回腸嚢肛門吻合を行う. 腸管粘膜が残存しないため UC に対する理想的な根治術である.
- 回腸嚢が吻合部に届かない症例 (肥満症例) や高齢者で肛門機能が低下した症例では本術式は適応外である. 術前に回腸嚢が届かない場合の術式も含めたインフォームドコンセントが重要である.
- 術中に回腸嚢が吻合部に届くかどうかの判断基準として, 上腸間膜動脈周囲の遊離を十分に行った後, 回腸嚢の先端が恥骨結合の下縁を 2 cm 以上超えることを確認する. もし超えなければ, 血流を確認しつつ小腸間膜を開窓する (図2).
- 縫合不全や括約筋機能低下の問題もあり, 回腸人工肛門を造設する 2 期分割手術 (後述) を行うことが多い.
- 肛門管粘膜抜去に関しては, 可能な限り内肛門括約筋を損傷しないことが重要であり吻合も含めて特殊な技術を要する.
- 回腸嚢に関しては J 型のほかに S 型, W 型, H 型などさまざまな形状, 容量のものが存在する. 回腸嚢作製時の簡便さと術後の機能の観点から J 型回腸嚢が最も多く用いられている.
- J 型回腸嚢は回腸末端から腸管を折り返して約 15 cm の大きさで作製する. staple line の出血を確実に止血しておく.

❷ 大腸全摘, J型回腸嚢肛門管吻合術 (ileal J-pouch anal canal anastomosis：IACA)

- 肛門操作での粘膜切除を行わず, 肛門管を残して腹腔側より直腸を切離し回腸嚢と器械吻合する術式である.
- IPAA と比較して回腸嚢が吻合部に届きやすく, 肛門操作を行わないために括約筋損傷が少ない利点がある.
- 肛門管粘膜が残存することが欠点である. 再燃のリスクや癌化の報告もあり[9], 術後慎重な経過観察が必要である. そのため手術適応が癌 /dysplasias の症例では IPAA が望ましい.

❸ 大腸全摘, 回腸永久人工肛門造設術

- 再建が行えないような UC 症例 (下部直腸・肛門管癌, 肛門機能の悪い高齢者) で適応になる. 会陰創の感染が術後の問題である.

❹ 結腸 (亜) 全摘, 回腸人工肛門造設術

- バイタルサインが不安定な症例や, 穿孔, 中毒性巨大結腸症などでは, 吻合のリスク

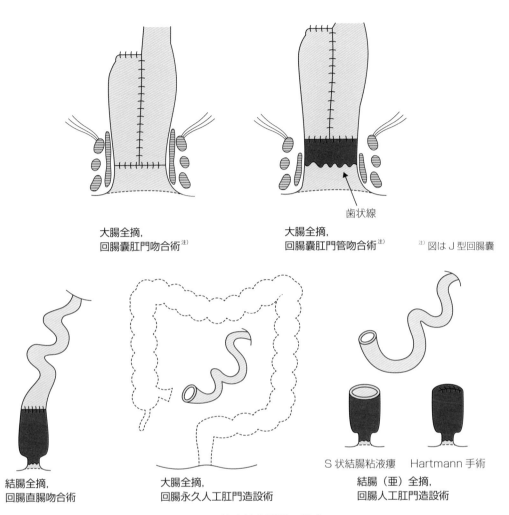

歯状線

大腸全摘，
回腸囊肛門吻合術[注]

大腸全摘，
回腸囊肛門管吻合術[注]

[注] 図はJ型回腸囊

結腸全摘，
回腸直腸吻合術

大腸全摘，
回腸永久人工肛門造設術

S状結腸粘液瘻　　Hartmann手術

結腸（亜）全摘，
回腸人工肛門造設術

図1　潰瘍性大腸炎の術式

（文献1）より引用）

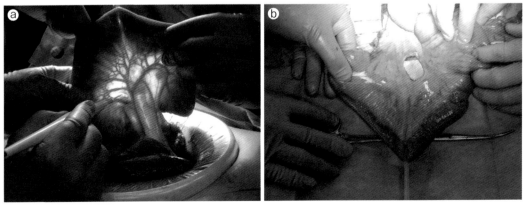

図2　回腸間膜の開窓

a：回結腸動静脈のループを温存し，回腸囊の作製をイメージして先端が最も伸びやすい位置を開窓する．
b：回腸囊の先端が恥骨結合下縁（鉗子の部位）より2cm足側に届くことを確認する．（この操作で術式が最終決
　定する）

が高く，骨盤内操作は手術時間の延長や出血など負担が大きいため本術式を行う．後述する3期分割手術の1期目に行われることが多い．
- 本術式で問題となるのは残存直腸を粘液瘻とするか，断端を閉鎖して腹腔内におくHartmann手術とするかである．術式の選択は施設間で異なり，明らかなエビデンスはないのが現状である．
- 残存直腸断端が縫合不全を生じるリスクを考えると粘液瘻作製が望ましいが，UCでは残存直腸に炎症が強く粘液瘻を作製できる位置でS状結腸を切除できないことがある．
- 粘液瘻を作製した場合は術後に粘液瘻が腹腔内に脱落する症例がある．手術時には十分な高さの粘液瘻を作製する．

❺ 結腸全摘，回腸直腸吻合術

- 本術式では人工肛門の造設が回避でき，直腸温存により便の貯留能が保たれる．さらに括約筋損傷がないために肛門機能が温存されるため高齢者に対して行われることがある．
- 問題点としては残存直腸の炎症や，癌化があり，このような場合には残存直腸の切断が必要になる．術後の累積切断率は10年で26%，20年で54%と報告されている[10]．

❻ 分割手術 （図3）

- IPAAに関しては縫合不全のリスクが高いため，回腸人工肛門を造設する2期分割手術を選択することが多い．IACAでは1期的手術を行う施設もある．
- IPAA，IACAで1期的に手術を行った後に縫合不全を生じると，汎発性腹膜炎となることが多く，そのときは人工肛門造設術が必要になる．
- 人工肛門の閉鎖に関しては術後約3〜6ヵ月で造影，内視鏡検査を行い，回腸嚢および吻合部に問題がないことを確認し人工肛門閉鎖術を行う．

❼ 腹腔鏡手術

- UCに対する腹腔鏡手術は大腸全摘という広範囲の手術に加えて，回腸嚢の作製と肛門吻合など炎症性腸疾患（inflammatory bowel disease：IBD）特有の手術手技もあり難易度が高い．そのため開腹手術が主流であったが近年大腸癌に対する腹腔鏡手術手技の進歩に伴い腹腔鏡手術は増加傾向である．
- 2019年度「内視鏡外科診療ガイドライン」では，開腹手術と比較して術後の死亡率に関して優越性は認めなかったが，術後QOLや合併症，術後在院日数，整容性に関しては開腹手術を上回る可能性があり推奨できる（推奨度2，エビデンスレベルC）とされている[11]．
- 近年は熟練施設においてUCに対するreduced port surgery[12]やロボット支援下手術（da Vinci®）併用の報告もある[13]．
- 手術時間の延長が大きな問題であり，手術手技の定型化，安全性の検証が今後の課題である．

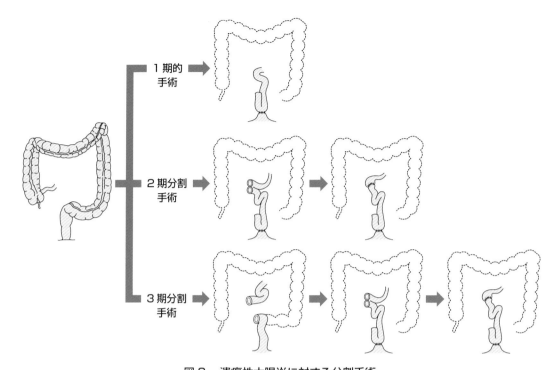

図3 潰瘍性大腸炎に対する分割手術
症例によってどの分割手術を行うか慎重に判断する.

4 手術成績

❶ 術後合併症

- 術後早期合併症で多いのは人工肛門関連の腸閉塞（stoma outlet obstruction）である. 人工肛門周囲のねじれや癒着が原因と報告されており, 多くが双孔式人工肛門で起こる. その発生率は約11〜18%との報告がある[14].

- 約半数は人工肛門からのカテーテル挿入による減圧で軽快するが, カテーテルによる穿孔のリスクもあり長期留置は避け, 挿入は透視下で行うことが望ましい.

- 人工肛門関連の腸閉塞が長期化する場合は, 吻合部の造影検査と内視鏡検査で問題がないことを確認したうえで早期閉鎖を行うことがある. 縫合不全などがあれば人工肛門再造設が必要である[15].

- 術前の内科治療が術後合併症にもたらす影響に関しては, 周術期の高用量ステロイドが術後合併症を増加させることは広く認識されている[16]. 一方で免疫調節薬や生物学的製剤に関しては影響を及ぼさないとする報告が多い[17, 18].

- UCに限らずIBDでは血栓症のリスクが高いことが報告されている[19]. 肺塞栓は重篤になる症例もあり, 術前の深部静脈血栓症のチェックが重要である.

❷ 術後排便機能

- IPAA 後の排便機能に関しては術後 1 年で排便回数 5（3〜10）回，漏便が昼間 8%，夜間 37% と報告されている[20]．IACA では術後 1 年ので排便回数 6 回，漏便は術後 6 ヵ月で 9.3%，術後 1 年で 2.8% であったと報告されている[21]．
- QOL に関しては 95% で良好な結果が得られており[22]，術後約 1 年で一般集団との区別がつかない程度に改善することが示されている[23]．
- 術後長期の排便機能に関しても，約 20 年間はその QOL スコアが維持されると報告されている[24]．
- 近年，UC の高齢手術症例が増加しているが，65 歳以上に対する IPAA でも術後 QOL は保たれるとの報告がある[25]．

❸ 術後長期予後

- IPAA もしくは IACA の UC 術後長期経過例では肛門周囲の瘻孔，クローン病（Crohn's disease：CD）への病名変更，難治性回腸嚢炎などの要因で pouch 機能不全となることがある．
- 欧米の報告では IPAA 術後 10 年で pouch 機能不全の発生率は 5.9% で，pouch 切除となったのが 3.6%，再吻合を行ったのが 1.4% であった[22]．
- 長期経過例での問題点は癌 /dysplasia の合併である．IACA の場合は残存肛門管粘膜からの発癌報告が散見されており，術後も定期的な経過観察が必要である[9]．
- IPAA 術後であったとしても，回腸嚢炎を背景にした回腸嚢内の発癌が少数ながら報告されている[26]．

5 小児に対する外科治療

- 手術適応や術式に関してはおおむね成人と同様である．小児は発症後に直腸炎型が全大腸炎型に進展しやすく，病変の拡大や重症化の割合が多い．下記にあるような小児特有の問題を含めて最適な手術時期を判断する必要がある．
- 成長障害に関しては原因となるステロイドの使用は極力短期間とし，寛解維持目的に使用しない．手術のタイミングに関しては，術後の成長を考慮して思春期発来前または骨端線閉鎖前の手術が推奨される[1]．
- 小児では相対的手術適応の判断が難しい．成長障害の定期的な評価や，思春期に特徴的な心理的，社会的な問題を考慮する必要がある．長期的には成人診療科への移行を見据えて，移行プログラムを計画・実施していくことが望ましい．

6 分類不能腸炎に対する回腸嚢肛門（管）吻合の成績

- わが国における研究班の UC と CD の診断基準では，2017 年の改訂版から付記事項で

ある鑑別困難例の記載が改められた．欧米同様に臨床的な検討すなわち内視鏡や生検所見にて確定診断が得られない症例を inflammatory bowel disease unclassified（IBDU），切除術後標本の病理組織学的な検索を行っても確定診断が得られない症例を indeterminate colitis（IC）とする新たな定義がなされている[27]．

- IBDU の定義が報告によって異なることや対象集団や検討方法など各種要因の相違があり，単純比較は困難であるが，その頻度は 2000 年以前の報告では 9〜20%，比較的新しい報告では 3〜8% 程度となっている[28]．
- IBDU に対して UC と同様の外科手術（回腸 - 肛門吻合術，回腸 - 肛門管吻合）を選択することの是非について一致した見解はないが，瘻孔形成，縫合不全および pouch 機能不全を生じる頻度が高くなるとの報告があり[29,30]，術式の選択は難しい．

7　回腸嚢炎の治療

- 人工肛門閉鎖前の回腸嚢の炎症は空置性回腸炎であり，回腸嚢炎ではない．
- 術後晩期合併症で最も頻度が高く術後 10 年で 30〜40% 程度との報告されており[31]，欧米では術後 10 年で 40〜50% に認められ，そのうち 5〜20% は難治化し，QOL を低下させると報告されている[32]．
- 原因は不明であるが抗菌薬が効果的であるため腸内細菌叢の関与が考えられているが，家族性大腸腺腫症で同術式を行った際には回腸嚢炎が合併しにくいことから，免疫学的な機序も少なからず関係していると考えられている．
- 診断基準として厚生労働省診断基準（**表2**）[1]，Pouchitis Disease Activity Index（PDAI）[33] などがあり臨床症状，内視鏡所見などを総合的に判断する．
- 治療としてはまず抗菌薬投与を行う．メトロニダゾール（500 mg/日）またはシプロキサン®（400〜600 mg/日）の 2 週間投与を行う．メトロニダゾールと比較してシプロキサン®のほうが PDAI 改善効果が高く，副作用が少ないとの報告がある[34]．
- 単剤で効果が不十分な場合は 2 剤を併用して 4 週間を目安に投与する．さらに効果が乏しい場合はほか（セフェム系など）の抗菌薬を考慮するが，長期投与による副作用の出現に注意する．
- 抗菌薬治療の抵抗例に関しては可能であれば 5-アミノサリチル酸製剤（注腸，坐剤），ステロイド注腸，ベタメタゾン坐剤などを加える．これらの治療を行っても症状が軽快しない場合は専門機関への紹介を考慮する．

8　術後のストーマケア

- UC 術後のストーマに関しては分割手術の際の loop 式カバーリングストマ，もしくは単孔式永久ストーマが多数を占める．
- 術後の人工肛門関連合併症として人工肛門周囲皮膚障害が約 20% 程度で認められるとの報告がある[15]．皮膚・排泄ケア認定看護師と協力しストーマケアと適切な指導を行う

表2　回腸嚢炎（pouchitis）診断基準

a）臨床症状	①排便回数の増加，②血便，③便意切迫または腹痛，④発熱（37.8度以上）
b）内視鏡検査所見	軽　度：浮腫，細顆粒状粘膜，血管透見消失，軽度の発赤 中等度：アフタ，びらん，小潰瘍*，易出血性，膿性粘液 重　度：広範な潰瘍，多発性潰瘍*，びまん性発赤，自然出血 *staple line ulcer のみの場合は，回腸嚢炎とは区別して記載する
診断基準	少なくとも1つの臨床症状を伴い，中等度以上の内視鏡所見を認める場合．また臨床症状に関わらず内視鏡的に重症の所見を認める場合は回腸嚢炎と診断する． 除外すべき疾患として感染性腸炎（サルモネラ腸炎，サイトメガロウイルス腸炎など），縫合不全，骨盤内感染，術後肛門機能不全，クローン病などがある．抗菌剤をはじめとする治療に反応しない，治療薬剤の休薬が困難，年3回以上の回腸嚢炎による臨床症状の増悪がある症例は「難治例」と定義する．

（文献1），p.3より）

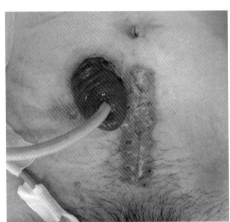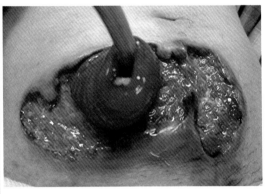

図4　壊疽性膿皮症
術後に壊疽性膿皮症を発症した症例．人工肛門周囲から正中層に連続する病変を認める．

ことが重要である．

● UCの腸管外合併症として壊疽性膿皮症（**図4**）があり，これが人工肛門の刺激でストーマ周囲に発生することがある．初期にはストーマ周囲の感染や離開との判断がつきにくいこともあるが強い疼痛を伴うことが特徴である．治療はまずステロイドの外用薬が使用されるが効果が薄い場合はステロイドの全身投与や生物学的製剤を使用することもある．

● UC患者は術前のステロイド使用，低栄養状態などもあり人工肛門の脱出，陥凹，創離開，壊死にも留意が必要である．状況によっては人工肛門の早期閉鎖や，再造設をためらってはならない．

文 献

1) 潰瘍性大腸炎・クローン病診断基準・治療指針（令和元年度 改訂版）. 厚生労働省科学研究費補助金難治性疾患等政策研究事業「難治性炎症性腸管障害に関する調査研究」（鈴木班）, 令和元年度分担研究報告書. 2020

2) 池内浩基 他：高齢者潰瘍性大腸炎緊急手術症例の問題点. 日腹部救急医会誌 29：873-877, 2009

3) Eaden JA et al：The risk of colorectal cancer in ulcerative colitis：a meta-analysis. Gut 48：526-535, 2001

4) Hata K et al：Earlier surveillance colonoscopy programme improves survival in patients with ulcerative colitis associated colorectal cancer：results of a 23-year surveillance programme in the Japanese population. Br J Cancer 89：1232-1236, 2003

5) Hiwatashi N et al：Long-term follow-up study of ulcerative colitis in Japan. J Gastroenterol Suppl 8：13-16, 1995

6) Rungoe C et al：Changes in medical treatment and surgery rates in inflammatory bowel disease：a nationwide cohort study 1979-2011. Gut 63：1607-1616, 2014

7) Hiwatashi N et al：Clinical course and long-term prognosis of Japanese patients with ulcerative colitis. Gastroenterol Jpn 26：312-318, 1991

8) Komoto S et al：Clinical differences between elderly-onset ulcerative colitis and non-elderly-onset ulcerative colitis：A nationwide survey data in Japan. J Gastroenterol Hepatol 33：1839-1843, 2018

9) 平田晃弘 他：潰瘍性大腸炎に対する大腸全摘・J型回腸囊肛門管吻合術後に発生した残存肛門管癌の1例. 日消外会誌 50：499-505, 2017

10) da Luz Moreira A et al：Clinical outcomes of ileorectal anastomosis for ulcerative colitis. Br J Surg 97：65-69, 2010

11) 日本内視鏡外科学会（編）：技術認定取得のための内視鏡外科診療ガイドライン 2019 年版. 日本内視鏡外科学会, 2019

12) Costedio MM et al：Reduced port versus conventional laparoscopic total proctocolectomy and ileal J pouch-anal anastomosis. Surg Endosc 26：3495-3499, 2012

13) Roviello F et al：Robotic single docking total colectomy for ulcerative colitis：First experience with a novel technique. Int J Surg 21：63-67, 2015

14) Shabbir J et al：Stoma complications：a literature overview. Colorectal Dis 12：958-964, 2010

15) 堀尾勇規 他：炎症性腸疾患症例における人工肛門関連合併症の検討. 日消外会誌 52：358-367, 2019

16) Subramanian V et al：Preoperative steroid use and risk of postoperative complications in patients with inflammatory bowel disease undergoing abdominal surgery. Am J Gastroenterol 103：2373-2381, 2008

17) Yang Z et al：Meta-analysis：pre-operative infliximab treatment and short-term post-operative complications in patients with ulcerative colitis. Aliment Parmacol Ther 31：486-492, 2010

18) Uchino M et al：Associations between multiple immunosuppressive treatment before surgery and surgical morbidity in patients with ulcerative colitis during the era of biologics. Int J Colorectal Dis 34：699-710, 2019

19) Bernstein CN et al：The incidence of deep venous thrombosis and pulmonary embolism among patients with inflammatory bowel disease：apopulation-based cohort study. Thromb Haemost 85：430-434, 2001

20) 池内浩基 他：潰瘍性大腸炎に対する大腸全摘, 回腸肛門吻合術の長期予後. 日本大腸肛門病会誌 58：861-865, 2005

21) 杉田 昭 他：消化管再建術の現状と将来―最良の再建術は何か―6. 大腸全摘後再建術. 日外会誌 109：269-273, 2008

22) Fazio VW et al：Ileal pouch anal anastomosis：analysis of outcome and quality of life in 3707 patients. Ann Surg 257：679-685, 2013

23) Heikens JT et al：Quality of life, health-related quality of life and health status in patients having

restorative proctocolectomy with ileal pouch-anal anastomosis for ulcerative colitis : a systematic review. Colorectal Dis 14 : 536-544, 2012

24) Hahnloser D et al : Results at up to 20 years after ileal pouch-anal anastomosis for chronic ulcerative colitis. Br J Surg 94 : 333-340, 2007

25) Minagawa T et al : Functional outcomes and quality of life in elderly patients after restorative proctocolectomy for ulcerative colitis. Digestion 2019 Sep 5 ; 1-6. doi : 10. 1159/000502286. Online ahead of print.

26) 北原知晃 他：潰瘍性大腸炎術後の回腸囊炎経過中に回腸囊癌を発症した1例. 日消外会誌 49：797-803, 2016

27) 松井敏幸 他：厚生労働科学研究費補助金難治性疾患克服事業「難治性炎症性腸管障害に関する調査研究」平成 26-28 年度報告成果集. p.217-231, 2017

28) 平井郁仁 他：indeterminate colitis（広義）の経過. 胃と腸 50：885-895, 2015

29) Tekkis PP et al : Long-term outcomes of restorative proctocolectomy for Crohn's disease and indeterminate colitis. Colorectal Dis 7 : 218-223, 2005

30) Yu CS et al : Ileal pouch-anal anastomosis in patients with indeterminate colitis : long-term results. Dis Colon Rectum 43 : 1487-1496, 2000

31) Uchino M et al : Clinical features of refractory pouchitis with penetrating lesions and the efficacy of infliximab treatment for patients with ulcerative colitis after restorative proctocolectomy. Digestion 92 : 147-155, 2015

32) Pardi DS et al : Clinical guidelines for the management of pouchitis. Inflamm Bowel Dis 15 : 1424-1431, 2009

33) Sandborn WJ et al : Pouchitis after ileal pouch-anal anastomosis : a Pouchitis Disease Activity Index. Mayo Clin Proc 69 : 409-415, 1994

34) Shen B et al : A randomized clinical trial of ciprofloxacin and metronidazole to treat acute pouchitis. Inflamm Bowel Dis 7 : 301-305, 2001

（桑原隆一・池内浩基）

5

外科治療

第6章 長期経過

- 潰瘍性大腸炎（ulcerative colitis：UC）の自然史・長期経過には多くの項目が含まれる. 真の自然史は知ることができないので治療を含めた長期経過を自然史と呼ぶことが多い.

- 初発時症状，罹患範囲，重症度
- 臨床病型，再燃の頻度
- 治療に対する反応性
- 長期的な活動度の推移
- 腸管合併症，腸管外合併症
- 手術率
- 死亡率
- 癌合併率
- 社会的生活の障害度，QOL の推移

- 上記項目が自然史・長期経過として取り扱われることが多い. 本項では，他の項目で取り扱われる手術率や癌合併率以外の項目について概説したい.

❶ 初発時症状，経過

- UC は特有の症状があり，増悪・寛解を繰り返す. 臨床症状の内容と程度は病変の範囲と程度により異なる. 病変が大腸に限局しているため症状は多様ではないが，重症例や劇症例では症状が著しく高度であり，腸管外合併症も関与してくる.

❷ 発　症

- UC の発症は通常緩徐であるが，劇症型（電撃型）では発症は急激である. 本症の初診時自覚症状は，血便，粘血便，下痢，あるいは血性下痢がほとんどの症例にみられる. 欧米の報告では血便の頻度は80〜90%であるが，わが国では70〜90%である. 自験124 例の初発症状では何らかの血便（血便，粘血便，イチゴジャム様便，血性下痢）を呈したものが91% で，下痢の頻度は73% であった[1].

❸ 罹患範囲と症状

- UC の自覚症状は大腸病変の範囲と重症度によって左右される.
- 軽症例では血便は少量で下痢を伴わず，有形便の表面に付着する程度のことも多く，痔出血と誤ってしまうこともある. 一方，病変範囲が広く，大腸の潰瘍がより深く，広範になればより高度の自覚症状がみられる. すなわち，水様性下痢と出血が混じり，トマトケチャップ様となる.
- 重症例では糞塊はなく，滲出液と粘液に血液を混じた状態となる. 血便以外に腹痛，発熱，食欲不振，貧血，体重減少などの症状が加わることが多い. さらに，腸管外合併

症が主要症状となることも少なくない.

❹ 合併症・経過

● UC の合併症は腸管合併症と腸管外合併症に分けられる.

1) 腸管合併症

● 腸管合併症として中毒性巨大結腸症, 穿孔, 大出血は初発症状だけでなく経過中にも出現するが, 正確な頻度はわかっていない. 炎症性ポリポーシス, 腸管狭窄や癌化は長期経過中にあらわれる. 癌化については第7章 (p.68) で詳しく述べられる.

2) 腸管外合併症

● 腸管外合併症は免疫学的機序あるいは低栄養, 腸管病変の直接の波及などによって発生し, 肝胆道系, 筋・骨格・関節系, 皮膚, 眼, 泌尿生殖器系, 血液系, 心肺系に分けられる. まれにはこれらの合併症による症状のみが初発症状となることがある. UC で比較的よくみられるものは多発性関節炎 (約10%), 口内炎, 尿路結石症, 壊疽性膿皮症 (約1%), 結節性紅斑 (約5%), 脊椎炎, 硬化性胆管炎 (数%), 血管系 (深部静脈血栓症, 血栓性静脈炎など) である[2].

❺ UC の自然寛解

● UC は自然寛解することが知られている. そのことは, 薬物治療の評価のうえでは重要であるが, それを評価することは大変困難である. プラセボ比較試験から得られる結果によると, 自然寛解は10%, 自然改善は30%に及ぶと考えられている[2,3].

❻ ステロイド薬の有効率とその長期的な効果

● Faubion らは, 米国ミネソタ州の地域研究で, 1970～1993年の間に診断されたUC患者185人のうち, ステロイド治療が行われた63人 (34%) を対象として, ステロイド治療の短期的効果 (30日後), 長期経過 (1年後) を検討した[4]. その結果, 短期的効果は, 完全寛解54%, 不完全寛解30%, 無反応16%であった. その1年後の長期経過

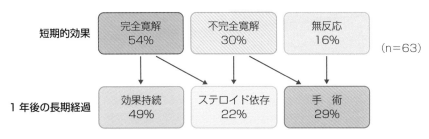

図1　UC に対するステロイド治療の自然史
治療後, 完全寛解54%, 不完全寛解30%, 無反応16%であった. その1年後の長期経過をみると, 効果が持続したのは49%, ステロイド依存となったのは22%, 手術は29%であった. (文献4) より)

をみると，効果が持続したのは49%，ステロイド依存となったのは22%，手術例は29%であった（図1）[4]．これが欧米のステロイド治療の自然史と解釈されている．

❼ 抗TNF-α抗体の有効率とその長期的な効果

● Rutgeertsらは，中等度～重度の活動性UC患者に対する寛解導入療法と維持療法における インフリキシマブの有効性を評価した[5]．治療開始8週後の臨床的改善率はインフリキシマブ5 mg/kgで69.4%であり，プラセボ投与群の37.2%と比較して優越性を示した．さらに，治療開始30週後，54週後の臨床的改善率は48.8%と38.8%であり，プラセボ投与群の23.1%，14.0%と比べて有意に高かった．すなわち，UCに対するインフリキシマブは寛解導入，維持ともに有効であった．

❽ 寛解率

● 初回発作に対する治療による寛解率は重症度によって異なり，重症例では38%，軽症例では92%と報告されている[2,3]．すなわち，重症・全大腸炎型の寛解率が最も低く，手術率は最も高い．最近では，強力な免疫調節薬の出現により初期の手術率は低下傾向にある．

❾ UCの病型

● UCの経過による病型は，初回発作型，再燃寛解型と慢性持続型に分けられる．すなわち，初回発作のみの初回発作型，再燃と寛解を繰り返す再燃寛解型，症状が持続する慢性持続型である．その臨床経過は一つの自然史と考えられている．3病型の比率は，それぞれ23%，50～70%，15%と考えられている[3]．最近では，初回発作型の比率が低下しているが，それは，臨床的な鑑別診断能力が高まり，初回発作型には虚血性腸炎などのほかの疾患が含まれる可能性が高いことがわかったからである．

❿ UCの長期予後

● 本症の長期予後は，Cantorらの報告[3]にみられるように多くの患者（90%以上）で良好である．これらの病院研究に対し，地域（疫学的）研究では軽症患者が多く，さらに良好な長期予後が報告されている[3]．

⓫ 活動性の推移

● わが国のUCの長期予後も海外と同様で，初回発作時に全大腸炎型でないもの，あるいは重症でないものは，経年的に活動性が低下すると指摘されている[1,6]．発症後5年で，中等症あるいは軽症例のうち，活動性を保持しているものは約60%と推定されている．松井らは，初診時の重症度別にUC患者の経過を10年以上にわたり観察した．その対象は，軽症（n=33），中等症（n=54）と重症（n=16）であった．初診時の治療開始以後，いずれの群も活動性が低下する傾向を示した[1]．すなわち，発症後に活動年を有する比率は，軽症発症，中等症発症，重症発症例で比較を行うと，3群に有意差（$p <$

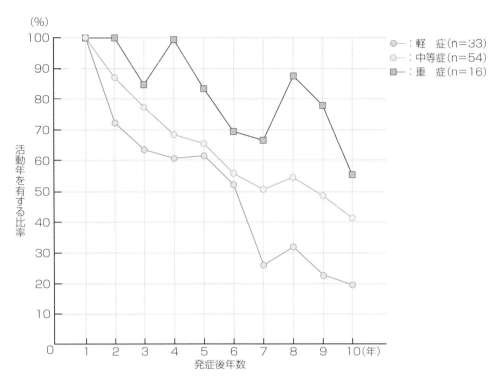

図2　発症時重症度別の長期経過
発症後に活動年を有する比率を経年的にみた．初回の重症度を，軽症発症，中等症発症，重症発症例に分けて3群で比較を行った．その結果，3群に有意差（p < 0.001）があることがわかった．（文献1）より引用）

0.001）があった．つまり，軽症例や中等症例では，経年的に活動性が著しく低下し，軽症例の約半数は6年後には活動性がなくなっていた（**図2**）[1]．このようにUCの活動性は初診から5〜6年で著しく低下することがわかった．

⑫ 長期予後に関係する因子

● 長期予後に関係する因子としては，初発重症度，初発病変範囲，初発年齢（若年者と高齢者の予後は悪い），初回治療への反応性，慢性持続型への移行などが知られている[1, 4, 6]．

⑬ 発症時年齢

● Takahashiらは，発症年齢分布を調査し，欧米諸国と同様に中高年者に発症年齢の第二ピークを認めることを明らかにした．さらに2000年以前と2001年以降の発症年齢分布を検討した結果，時代推移で第二ピークは高齢にシフトしており（**図3**），平均発症年齢も30.8歳から36.9歳に有意に上昇していることを指摘した[7]．

● 松井らは，41歳以後の高齢発症例では，その後の経過が不良である比率が若年発症例に比べ高いことを明らかにした[1]．しかし，高齢発症例のほうが，経過が良いという報告や変わりないという報告など一定の見解が得られておらず，今後の検討に期待される．

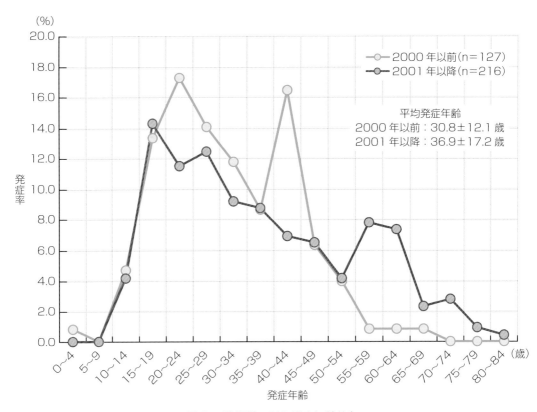

図3 時代別の UC 発症年齢分布

2001 年以降，発症年齢分布の第二ピークは高齢にシフトし，平均発症年齢も有意に上昇していた．（文献 7）を改変）

⑭ 再発，増悪因子としての感染性腸炎

● 和田らは，UC 患者に CMV（サイトメガロウイルス）感染が比較的高率に合併することを報告した[8]．その頻度は，入院患者の約 30% に及んだ．また，CMV 感染が高齢者により高頻度にみられ，長期的には難治性要因であることを明らかにした（**図4**）[8]．

● CMV 感染は UC 再発時に再度みられることが多く，ステロイド無効例に多いことより，手術の確率が高まると推測される．さらに，CMV 以外の腸管感染症（*Clostridioides difficile* などの細菌）により UC が増悪することも知られている．慎重な対処（重複感染症のルーチン検査化）が望まれる．

⑮ 生命予後

● UC 患者の生命予後は，過去健常人に比し不良といわれた時代があったが，現在では健常成人のそれと比べて不良ではない[1, 4, 9]．松井らは UC 患者と健常人の生命予後の比較を行い，まったく差がないことを示した[1]．

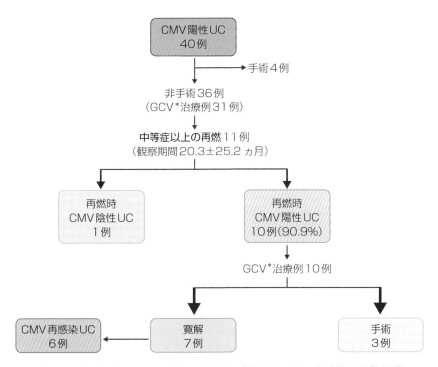

図4　CMV（サイトメガロウイルス）感染例の GCV 治療後の長期経過

CMV 陽性例 40 例の長期経過をみた．再燃 11 例の再燃時 CMV 陽性率は 90.9% と高率であった．さらにその後寛解した 7 例中 CMV 再感染がみられたのは 6 例と高率であった．また，これらの再燃中に治療抵抗性となり，手術が必要な例もみられた．＊GCV：ガンシクロビル（和田陽子 他：胃と腸 40：1371-1382, 2005[8]より引用）

文 献

1）松井敏幸 他：潰瘍性大腸炎の長期経過．日消誌 90：134-143, 1993

2）Andres PG et al：Epidemiology and the natural course of inflammatory bowel disease. Gastroenterol Clin North Am 28：255-281, 1999

3）Cantor M et al：Clinical course and natural history of ulcerative colitis. Kirsner's textbook of Inflammatory Bowel Disease, Sartor RB et al eds, WB Saunders, p.280-288, 2004

4）Faubion WA Jr et al：The natural history of corticosteroid therapy for inflammatory bowel disease：a population-based study. Gastroenterology 121：255-260, 2001

5）Rutgeerts P et al：Infliximab for induction and maintenance therapy for ulcerative colitis. N Engl J Med 353：2462-2476, 2005

6）Hiwatashi N et al：Clinical course and long-term prognosis of Japanese patients with ulcerative colitis. Gastroenterol Jpn 26：312-318, 1991

7）Takahashi H et al：Second peak in the distribution of age at onset of ulcerative colitis in relation to smoking cessation. J Gastroenterol Hepatol 29：1603-1608, 2014

8）和田陽子 他：難治性潰瘍性大腸炎におけるサイトメガロウイルス感染症—その診断，治療と経過．胃と腸 40：1371-1382, 2005

9）Katoh H et al：Long-term prognosis of patients with ulcerative colitis in Japan. J Epidemiol 10：48-54, 2000

（髙津典孝）

第7章

癌化・サーベイランス

1 長期予後と癌化

- 潰瘍性大腸炎（ulcerative colitis：UC）患者の生命予後は背景人口と同等だが，大腸癌の罹患率は有意に高い．大腸癌は UC 患者の死亡原因の上位にある．
- UC 患者の大腸癌リスクは以前の報告よりも低くなっている傾向がある．サーベイランスの成果，内科治療の進歩，軽症患者の増加などの要因が考えられている．

2 リスクファクター

- 長期間経過し，広範囲の UC 患者にリスクが高いことはコンセンサスとなっている（図1）[1]．
- 左側大腸炎型の患者は全大腸炎型と同様かやや少ないリスクがあると考えられている．直腸炎型は健常人と同等のリスクである．
- 癌合併患者は 10 年以上の罹病期間であることが多い．しかし癌合併症例を調べてみると炎症性腸疾患（inflammatory bowel disease：IBD）発症から 10 年以下の症例が 28%，8 年以下が 22% もあったとの報告がある．
- 高齢発症者は罹病期間が短くてもハイリスクであるとの報告がある．
- 欧米では原発性硬化性胆管炎を合併した UC 患者に大腸癌の発生が多いとの多数の報告がある．
- 大腸癌の家族歴のある患者に大腸癌が合併しやすいとされる．
- 慢性的に下痢・下血などの症状が続いた患者には癌化のリスクが高いとする報告がある[2]．また，高度な炎症のあった症例，炎症性ポリープや狭窄のある症例にリスクが高いとする報告もある．

3 癌の特徴

- 進行癌では 1 型から 5 型まで多様の形態を示し，通常の大腸癌での 2 型優位とは異なっている．
- 早期癌の形態も腸炎のない早期癌の形態と異なってまったく平坦なものが少なからずあり，存在診断さえ困難なこともある．
- 組織型は過半が高分化腺癌だが，通常の大腸癌と比べると粘液癌，印環細胞癌などの比率が高い．
- 癌に伴って dysplasia と呼ばれる異型上皮を伴うことが多い．一般的には dysplasia は colitis associated cancer の前駆病変と考えられている．
- 癌や dysplasia は多発することが多い．
- 癌の部位は通常の大腸癌とほぼ同じ分布で直腸とS状結腸に多い．

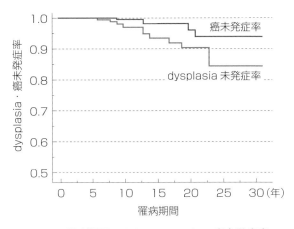

図1　罹病期間による dysplasia・癌未発症率
（文献1）を改変）

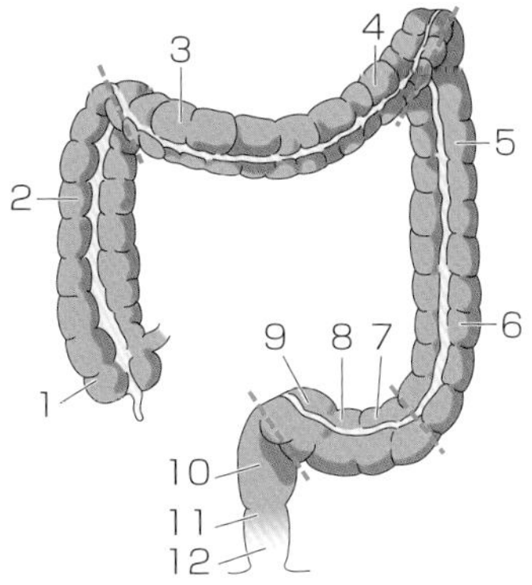

図2　サーベイランス内視鏡生検の一方法

- 予後はステージを合わせれば通常の大腸癌とほぼ同等と考えられている．ただし，ステージⅢでは通常大腸癌よりやや悪いとの報告がある．

4 サーベイランス法とその問題点

- 症状が出現してから発見された UC 癌は一般的に予後不良である．症状がなくとも積極的に定期的な大腸検査を行ってその早期発見を目指すことをサーベイランス検査と称する．
- 全大腸内視鏡検査を行い，生検する（**図2**）．
- 欧米では色素内視鏡を行い，標的生検を行うか腸管 10 cm ごとに 3～4 ヵ所を盲目的に生検することがスタンダードとされる．
- わが国では欧米流の盲目的生検と標的生検が dysplasia 発見について同等であるとのランダム化試験結果が出ている．
- 古典的には dysplasia の肉眼形態の半数は平坦であり，残りは隆起など内視鏡的に認識可能な病変とされる．しかし近年の内視鏡画像の高解像度化に伴い，多くの腫瘍性病変は内視鏡的に診断可能と考える研究者がいる．SCENIC Consensus[3] では，経験を積んだ臨床医は，まず内視鏡切除を行い病理学的に診断して追加切除をするかどうか決定する方法が提案されている．
- 炎症のある（あった）大腸には腫瘍性病変以外にも炎症性ポリープなど肉眼的な変化も多数あり，実際には生検をしないと鑑別困難なことも多い．
- 炎症の存在下では内視鏡診断も病理診断も難しくなることがあるので，炎症を鎮静化してから再検査したほうがいいこともある．

7

癌化・サーベイランス

表1　UC に出現する異型上皮の病理組織学的判断基準

Grade	病理診断名
UC-Ⅰ	炎症性変化
UC-Ⅱa	炎症性か腫瘍性か判定に迷う変化 炎症性変化がより疑われる
UC-Ⅱb	炎症性か腫瘍性か判定に迷う変化 腫瘍性変化がより疑われる
UC-Ⅲ	腫瘍性変化であるが，癌とは判定できない
UC-Ⅳ	癌

付記：（1）この基準には Riddell らの "dysplasia" の概念も含む
　　　（2）過形成と判定されているものは，そのように記載する
　　　（3）通常の腺腫と区別できないものは，そのように記載する

（武藤班，1994 より一部改変）

5　Dysplasia の分類と生検で dysplasia が認められなかったときの対応

● Dysplasia は欧米では Riddell らによる病理分類[4]，日本では厚生省研究班の分類（表1）が使用されるが，両者は類似している．

● 病理診断にも問題が生じうる．炎症の存在下では上皮細胞は幼若化し炎症性変化と腫瘍性の異型と鑑別が困難となることがある．この分野に経験の少ない病理医は経験の多い病理医に意見を求めたほうがいい場合がある．

● 生検上，異型なしと診断されても癌が否定されるわけではない．狭窄など内視鏡的な病変を伴うときや UC-Ⅱb では早めに（3～6ヵ月以内）に再検査を勧めるべきである．

6　Dysplasia が認められたときの対応

● 腫瘍性と判断されたら，次はそれが UC を母地として生じたものか，偶然 UC 患者に発生した腫瘍かを判断する[5]．それには組織型，肉眼形態，周囲の dysplasia の有無などが参考になる．UC-Ⅲでは p53 染色や Ki-67 染色も鑑別に有用とされる．

● UC を母地とした腫瘍か偶然の合併かの鑑別が難しいときで，完全に内視鏡切除が可能な場合は内視鏡的粘膜切除術（EMR）または内視鏡的粘膜下層剥離術（ESD）で切除し，その永久標本で両者を鑑別することも選択肢となる．欧米のガイドラインではそれが推奨されている．

● 内視鏡的に完全切除できない病変は UC-Ⅲであっても手術適応である．分割切除になりそうな病変も手術すべきであろう．超音波内視鏡検査（EUS）では粘膜内病変との確実な評価はできない．

● 病変の表層を生検した結果が UC-Ⅲでも，深部浸潤をしていることもある．

● 癌・dysplasia が多発するときには手術を勧めるべきである．

- UC を母地とした腫瘍における標準的な手術術式は大腸全摘である．UC 患者に偶然合併した腫瘍であれば通常の大腸癌の術式，すなわち大腸部分切除でよい．

7 術後のサーベイランス

- 回腸結腸吻合術，回腸囊肛門管吻合術の術後には残存直腸粘膜に癌や dysplasia が発生することがある．また回腸囊肛門吻合術の術後には理論的に大腸上皮細胞が残っていないはずだが，多数の癌合併例の報告がある．したがって，現時点では術後も定期的なサーベイランスを勧めるべきである．

8 大腸癌の予防

- 5-アミノサリチル酸製剤を内服していた患者では，内服しない患者より大腸癌の発生が少なかったとする報告がある．原発性硬化性胆管炎合併患者ではウルソデオキシコール酸で大腸癌死亡率が低下したとの報告がある．また葉酸を補うことにより癌リスクを軽減できる可能性がある．
- 前項いずれも retrospective な検討であり，エビデンスレベルの高い研究ではない．

文献

1) Hata K et al：Earlier surveillance colonoscopy programme improves survival in patients with ulcerative colitis associated colorectal cancer：results of a 23-year surveillance programme in the Japanese population. Br J Cancer 89：1232-1236, 2003
2) Shinozaki M et al：Chronic active disease reflects cancer risk in ulcerative colitis. Jpn J Cancer Res 90：1066-1070, 1999
3) Laine L et al：SCENIC international consensus statement on surveillance and management of dysplasia in inflammatory bowel disease. Gastrointest Endosc 81：489-501, 2015
4) Riddell RH et al：Dysplasia in inflammatory bowel disease：standardized classification with provisional clinical applications. Hum Pathol 14：931-968, 1983
5) 篠崎　大：炎症性腸疾患に合併した小腸癌・大腸癌の特徴と外科治療．日本臨牀 76（臨増 3）：548-555, 2018

（篠崎　大）

第8章 小児

はじめに

治療は寛解導入と寛解維持に分けられ，寛解導入も軽症，中等症，重症，劇症によって治療内容が異なる．一般的な治療は 2019 年に日本小児栄養消化器肝臓学会，日本小児 IBD 研究会のワーキンググループから出された治療指針（**図 1**）[1, 2] や ECCO & ESPGAHN（2018）のガイドライン[3, 4] などを参照されたい．なお，投与方法，投与量[1] に関して内科に準じる点は第 4 章（p.31）を参照することとし，本章では成人と異なる点を中心に記載する．

1　小児の潰瘍性大腸炎の特徴

- 発症時から病変部位が成人より広範囲で，重症のことが多く，発症後も病変部位は成人より短期間で直腸炎型が全大腸炎型へ進展しやすく，重症化しやすい[5]．
- 5-ASA（5-アミノサリチル酸）製剤だけでなく，ステロイド，免疫調節薬なども含めて，すべての薬用量は原則として体重換算で決めるが，重症度に応じて適宜，増量や減量を考慮する．
- ステロイドの長期投与によって成長障害などを合併しやすく[5]，成長障害を認めた場合には，手術も含めた治療内容の変更を考慮する．
- 患児だけでなく，両親に対して専門的カウンセリングを含めた心理的サポートを必要とし，あわせて成人診療科への移行も考慮する．

2　潰瘍性大腸炎患児の成長評価

- 潰瘍性大腸炎（ulcerative colitis：UC）の成長障害はクローン病（Crohn's disease：CD）に比較すると軽度のことが多いが，成長曲線〔成長曲線自動作成プログラム（http://www.pediatric-world.com/sd/nose/seicho.html）を参照のこと〕を記入して，身長・体重を評価し，同時に骨密度・骨年齢も評価する．あわせて，成長速度も評価することが望ましい[6]．
- ステロイドの長期投与は慎むべきであるが，実際には長期に使われてしまうこともある．このために，炎症の持続による栄養不良だけでなく，ステロイド投与による成長障害を合併することも多く，診断時だけでなく，治療中も定期的な二次性徴も含めた成長評価と骨密度の測定を行う．
- 骨密度の低下している症例では積極的に骨粗鬆症の予防と治療をする．
- 治療中に成長障害がみられる例では治療内容が不適切なことが多く，治療内容の変更を再検討する．

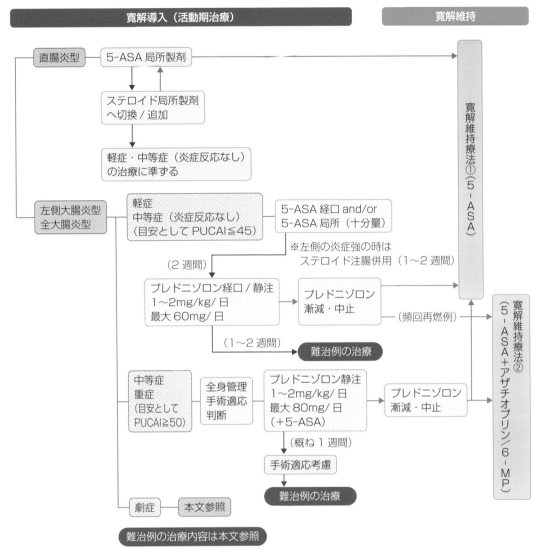

図1　小児潰瘍性大腸炎治療のフローチャート 2019
無効（——▶），有効（——▶）
（日小児栄消肝会誌，33：110-127, 2019 より転載）

8

3　薬物療法 (表1)

❶ 5- アミノサリチル酸（5-ASA）製剤（メサラジン，サラゾスルファピリジン）

● 寛解導入，寛解維持の中心的な薬であり，一般に重症の一部では寛解導入時から投与する．サラゾスルファピリジンが長く使われていたが，最近はサラゾスルファピリジンの副作用のない 5-ASA 製剤（ペンタサ®，アサコール®，リアルダ®）が主流となっている．

表1　小児の潰瘍性大腸炎への処方例

（1）5-ASA製剤

①ペンタサ®錠
　寛解導入療法：50〜100 mg/kg/日，最大量 4.0 g/日
　　（低用量で効果不十分な例では高用量に増量する）
　寛解維持療法：30〜60 mg/kg/日
　　（アサコール®，リアルダ®の最大量はそれぞれ，3.6 g/日，4.8 g/日）
②サラゾピリン®錠：40〜100 mg/kg/日，最大量 4.0 g/日

（2）局所製剤

①ペンタサ®注腸，ペンタサ®坐剤：20 mg/kg/日，最大量 1.0 g/日
②プレドネマ®注腸 1日（体重 10〜20 kg：5〜10 mg，20〜40 kg：10〜20 mg，40 kg以上：20 mg）
③ステロネマ®注腸 1日（体重 10〜20 kg：0.5〜1.0 mg，20〜40 kg：1〜2 mg，40 kg以上：2 mg）
④レクタブル®注腸フォーム：1回ワンプッシュ x 2回/日
⑤リンデロン®坐剤 1日（体重 10〜20 kg：0.5 mg，20〜40 kg：1 mg，40 kg以上：1〜2 mg）

（3）経口・静注プレドニゾロン

軽症・中等症：0.5〜1 mg/kg/日，最大量 40 mg/日
中等症・重症：1〜2 mg/kg/日，最大量 60〜80 mg/日
プレドニゾロンの漸減はおよそ 8〜12 週後に断薬できるように設定するが，病状により適宜設定する．

（4）免疫調節薬

①アザチオプリン（イムラン®など）：0.5〜1.0 mg/kg/日で開始し，適宜増減（最大量 2.5 mg/日）する．6-MP（ロイケリン®）はアザチオプリンのおおむね半量を目安とする．
②シクロスポリン静注：2 mg/kg/日の 24 時間持続静注で開始し，血中濃度は 200〜400 ng/mL を目標とする．
③タクロリムス：0.05〜0.3 mg/kg/日，分 2，経口で開始し，血中濃度は 10〜15 ng/mL を目標として，寛解導入をする．14 日間の寛解導入後に血中濃度を 5〜10 ng/mL に減量して寛解維持とする．

（5）生物製剤

インフリキシマブ：5 mg/kg を 1 回の投与量とし点滴静注する．初回投与後，2 週，6 週と計 3 回投与後は同量を 8 週間隔で維持投与する．
（アダリムマブ，ゴリムマブの投与方法は文献 1）参照）

⬛ 5-ASA 製剤は一般に 50〜100 mg/kg/日で使用されているが，治療効果は用量依存性であり，高用量で使用されるようになってきている．上記の薬用量で治療していて増悪する例ではすぐに 5-ASA 製剤を無効とせず，80〜100 mg/kg/日に増量して再寛解導入を試みる．およそ，10〜14 日間で効果判定をするが，急性増悪時には効果を待たずにステロイドを追加する．

⬛ 直腸炎型や遠位大腸炎型では 5-ASA 製剤の坐薬ないし注腸薬などの局所療法（無効時はステロイド局所療法）ないしは，経口薬と局所療法の併用も勧められる．

⬛ ステロイドに比較して副作用が少ないが，メサラジン不耐症，間質性肺炎，肝障害，血球減少，膵炎，腎炎などの副作用があり，注意しなければならない[注1]．

⬛ 成人領域では寛解導入後，5-ASA 製剤の寛解導入量に比べ，寛解維持量は減量することが勧められているが，小児ではより重症で成長も考慮され，必ずしも寛解維持で 5-ASA 製剤を減量するとは限らない．

[注1] 免疫調節薬でも同様の副作用がある．両者を併用して投与することも多く，副作用が疑われた場合に，いずれの薬に起因する副作用か検討する．また，膵炎は UC そのものの合併症としても発症しうるので，薬剤性か原疾患によるものかの鑑別が必要なこともある．

❷ ステロイド薬

- 中等症・重症にプレドニゾロン1〜2 mg/kg/日で経口ないしは静注で投与されるが，重症，劇症では強力静注療法なども行われる．
- 寛解導入後にはステロイドは早めに中止（8〜12週）して，副作用を最小にし[注2]，寛解維持にステロイドを使用しない．

[注2] 1〜2年以上ステロイドが投与され続けた症例を経験する．満月状顔貌（moon face），皮膚線条などの外見だけでなく，著しい低身長のこともあり，思春期後半では最終身長となり，それ以上の身長の伸びは期待できない．

- ステロイド抵抗性もしくは依存性の場合には，免疫調節薬などの早期導入が勧められ，早めに変更する必要がある．重症例以上ではステロイドの反応の有無は3〜4日以内に判定することが望ましく，無効の場合には，カルシニューリン阻害薬，生物学的製剤，手術などの追加治療を考慮する．
- ステロイドの副作用を軽減するために，直腸炎型や左半結腸型では局所療法としてステロイド坐剤やステロイド注腸（ステロネマ®，プレドネマ®，レクタブル®など）が勧められる．
- ステロイド投与時には骨密度を測定して骨粗鬆症の予防をし，病的骨折，大腿骨頭壊死や眼合併症にも注意する．
- 小児では術前のステロイド総投与量とステロイド関連合併症の発症率は相関する．

自験例

全大腸炎型UCを8歳時に発症，ステロイド治療が行われた．発症後6ヵ月で当院を紹介される．当院入院時までのプレドニゾロン総投与量は4,600 mg で，受診時腰痛を訴えていて，発症後4〜5ヵ月時に脊椎の圧迫骨折を併発していた．

❸ 免疫調節薬〔チオプリン製剤；アザチオプリン（AZA）/ メルカプトプリン（6-MP），カルシニューリン阻害薬；シクロスポリン（CsA），タクロリムス（Tac）〕

1）チオプリン製剤

- AZA/6-MP は寛解維持に有効である．
- AZA（1.0〜2.5 mg/kg/日，最大1日100 mg），6-MP（0.8〜1.5 mg/kg/日，最大1日50 mg）は再燃例，ステロイド依存例からのステロイド離脱[7]に使用される[注3,4]．

[注3] AZA/6-MP は効果発現までに2〜3ヵ月を要する．
[注4] 投与量に関しては，一般的に用量依存性であるという報告が多い．

- 副作用として血球減少[注5]，肝障害，膵障害，脱毛などがある．

注5) チオプリン製剤の副作用のなかで，服用開始後早期に発現する重度の急性白血球減少と全脱毛が NUDT15 遺伝子 Arg139Cys（c.415C ＞ T）多型と関連することが小児も含めて明らかにされている[8]．2019 年 2 月より NUDT15 遺伝子多型検査が保険承認となっており，初めてチオプリン製剤の投与を考慮する患者に対しては，チオプリン製剤による治療を開始する前に本検査を施行し，NUDT15 遺伝子型を確認し，Cys/Cys 型ではチオプリン製剤は投与しない．

＊ 血球減少に関しては，ある程度白血球減少があるところで効果が得られるが，1〜2 ヵ月後には白血球数が 3,000/mm^3 を下回ることもある．このようなときには AZA/6-MP を減量ないし中止する．したがって，AZA/6-MP を投与し始めた初期には 1〜2 週に 1 回程度は血球数を検査する．欧米人に比べて，わが国や韓国では遺伝的に血球減少が合併しやすいことが確認されていて，欧米の推奨用量より少なめから開始することが勧められる．

＊ 寛解導入後の AZA/6-MP の中止時期に関してのエビデンスは少ないが，寛解導入後早期に AZA/6-MP を中止すると再燃しやすい[9, 10]．寛解導入後，数年経過してから中止を考慮する．

MEMO メサラジン，ステロイドで寛解導入できず AZA を併用して 1 ヵ月で再生不良性貧血，脱毛を合併した症例もある．

MEMO 再燃時や重症以上ではステロイドの減量を考慮して，寛解導入時から AZA/6-MP が併用されることもある．

＊ 挙児希望や妊娠時の投与は慎重にするべきであるが，催奇形性に関しては数年間の使用では安全であるという報告が増加してきている．

2）カルシニューリン阻害薬

＊ CsA は，重症，劇症型でステロイド抵抗性のときに持続静注で使われる注6)．

注6) CsA の寛解導入率は 60〜70% で，静注期間内の 2 週間までに寛解に入ることが多い．

＊ CsA の投与方法は 2 mg/kg/日で持続静注を開始し，中毒域にならないように頻回に血中濃度を測定する．血中濃度の目安は 200〜400 ng/mL で，一般に 14 日間投与される．有効なときには静注量の倍量で経口投与に変える．
＊ CsA は保険適応外使用である．

重症，劇症型では全身状態が不良のときには，CsA で全身状態を改善してから開腹すると，より術後経過が良くなることが多い．ただし，この場合には朝夕全身状態を把握し，CsA 療法では無効と判断すれば可及的速やかに手術する．さらに CsA 療法は術後の合併症や経過に悪影響は及ぼさないと報告されている．
自験例でもステロイドに抵抗した重症例で，血球成分除去療法と CsA 静注療法を併用することで寛解導入でき，大腸全摘術を安全に施行できた症例がある．

- Tac は重症，劇症型でステロイド抵抗性の難治例の寛解導入として経口投与で使われている．
- Tac の投与方法は 0.05～0.3 mg/kg/日（1 日 2 回投与）を経口投与し，血中トラフ濃度 10～15 ng/mL を目標として調節する．
- Tac はおよそ開始後 4～7 日以内で効果の発現がみられることが多い．
- 本治療法（CsA，Tac）は薬物血中濃度測定を迅速に行うことが可能な治療経験のある専門施設で実施されることが望ましい．

食事の有無によってもトラフ濃度は変化し，一般に絶食から経口摂取が開始された時点でトラフ濃度は低下しやすい．現在 3 ヵ月までの維持投与が認可されていて，以後はチオプリン製剤（AZA/6-MP）などの維持療法に変更する．Tac の短期的予後は良好であるが，中長期的予後に関しては不明である．

❹ 生物学的製剤（抗 TNF-α 抗体；インフリキシマブ，アダリムマブ，ゴリムマブ）

- 抗 TNF-α 抗体は UC にも適応が認可されていて，難治性 UC に投与される[11~13]．投与量と投与方法は成人に準じる．
- 生物学的製剤使用中の結核併発のリスク[14] が報告されており，導入前には，結核に関する十分な問診と胸部 X 線その他の検査を施行する．

新規の生物学的製剤（抗ヒト α4β7 インテグリン抗体など）や JAK 阻害薬も次々と開発され，わが国でも成人領域では使われるようになってきており，いずれ小児科領域でも投与されるようになると予想される．

4 血球成分除去療法

- 血球成分除去療法はわが国で開発された治療で，重症・劇症および難治例に適応される．
- 効果の発現に少なくとも 1～2 週間を要するため，重症度が高い場合はほかの治療を選択するか，あるいはほかの治療に併用する形で施行することが望ましい．
- 作用機序は，炎症性サイトカインを産生する白血球を除去し腸管の慢性炎症が抑えら

れると考えられているが，活性型血小板の除去も有効であり，また，組織修復にも有効である．

● 脱血，返血のいずれのルートも末梢静脈が原則である^{注7)}．

^{注7)} 小児では脱血ルートの確保が困難なこともあり，脱血に動脈ルートを使用することもある．また，肺塞栓などが心配されるので推奨はされないが，乳幼児ではやむをえず，中心静脈を使用することもある．また，小児用の体外循環血液量を少なくしたカラムも認可されている．

MEMO　寛解導入に血球成分除去療法，CsA，Tac，インフリキシマブのいずれを選択するかはまだ明確な適応基準がない．

5　外科治療

● 絶対的適応は成人と同様で，全身状態の急性増悪や穿孔・大量出血・中毒性巨大結腸症，内科治療に抵抗する重症・劇症例，大腸癌などである．

● 相対的適応はステロイド合併症，長期の低栄養などの内科治療抵抗例である．

● 成長障害，長期の通学困難などの小児特有の QOL が低下している例でも相対的適応となる．

● 成長障害の手術時期は思春期発来前（骨端線閉鎖前）が推奨される．成長障害の評価として成長曲線の作成や手根骨の X 線撮影などによる骨年齢の評価が重要であり，小児（内分泌）科医と協力して評価を行う．

MEMO　術後の合併症として回腸嚢炎がある．すべての回腸嚢炎が 1〜2 年で治癒するとは限らず，慢性化することもある．

自験例

5 歳，男児．1 歳時に肛門周囲膿瘍．2 歳前に血便あり，近医で痔と診断．2 歳に肛門周囲膿瘍が再発し，7〜10 回 / 日の血性下痢となり，全大腸炎型 UC と診断．5-ASA，プレドニゾロン，AZA で治療したが，再燃寛解型から慢性持続型となった．5 歳の増悪時に CsA と血球成分除去療法で寛解導入し，大腸全摘術施行．慢性回腸嚢炎を合併しているが，元気に通学し，経過良好である．

MEMO　小児 UC の活動指数：活動性の評価として，Pediatric Ulcerative Colitis Activity Index（PUCAI）¹⁵⁾（**表 2**）が広まり，評価されている．

6　メンタルケア

● 病気による社会的・精神的な負担は本人だけでなく両親やその他の家族にとっても大きく，心理的なケアも必要である．

● ソーシャルワーカー，臨床心理士の手助けも必要不可欠である．

● 学校の教職員の炎症性腸疾患（inflammatory bowel disease：IBD）に対する理解と配

表 2　小児の潰瘍性大腸炎の活動度（Pediatric Ulcerative Colitis Activity Index：PUCAI）

		点　数
1.　腹　痛	なし	0
	軽度で無視できる	5
	無視できない	10
2.　血　便	なし	0
	少量で排便回数の半分以下	10
	少量だが毎回	20
	多量で便の半分以上が血	30
3.　便の性状	有形	0
	一部有形	5
	泥状ないし水様で無形	10
4.　1 日の排便回数	0〜2	0
	3〜5	5
	6〜8	10
	>8	15
5.　夜間入眠中の	なし	0
排便で覚醒	あり	10
6.　活動度	制限なし	0
	時に制限あり	5
	著しく制限あり	10
総　計		寛解：<10，軽症：10〜34， 中等症：35〜64，重症：65〜85

（文献 15）より）

8

小児

- 慮もより深くなってきていて，修学旅行や海外でのホームステイなどを実際に体験している患児が増えている．
- 授業中のトイレや，保健室で休むことにも温かい配慮が必要で，IBD の生徒がいない学校には主治医からの説明を必要とする．
- 家族だけでなく，同級生など，周囲の友人の思いやりも病気と闘う勇気となる．

おわりに

- 難治例とはステロイド依存性とステロイド抵抗性の UC を指す．ステロイド依存例では 6-MP/AZA での寛解維持を試み，困難であれば抗 TNF-α 抗体製剤での寛解維持もしくは手術を考慮する．
- ステロイド抵抗例では早期に判断して，カルシニューリン阻害薬，抗 TNF-α 抗体製剤，手術への治療変更を導入する．判断を誤ると劇症化したり消化管穿孔を合併しやすく，劇症例でも同様である．
- 小児でのカルシニューリン阻害薬（CsA，Tac）や抗 TNF-α 抗体製剤（インフリキシマブ，アダリムマブ）による寛解導入後の中・長期的予後に関しては，必ずしも外科治療を回避できるとは限らない．
- 難治例の寛解導入療法として，カルシニューリン阻害薬（CsA，Tac），抗 TNF-α 抗体製剤（インフリキシマブ，アダリムマブ），血球成分除去療法のいずれを選択するべ

きか，現時点では明確な基準は確立されていない．

文献

1) 虻川大樹 他：小児潰瘍性大腸炎治療指針（2019年）．日小児栄消肝会誌 33：110-127，2019
2) 余田　篤：小児期発症炎症性腸疾患の治療戦略：潰瘍性大腸炎．日小児会誌 119：25-32, 2015
3) Turner D et al：Management of Paediatric Ulcerative Colitis, Part 1：Ambulatory Care — An Evidence-based Guideline From European Crohn's and Colitis Organization and European Society of Paediatric Gastroenterology, Hepatology and Nutrition. J Pediatr Gastroenterol Nutr 67：257-291, 2018
4) Turner D et al：Management of Paediatric Ulcerative Colitis, Part 2：Acute Severe Colitis — An Evidence-based Consensus Guideline From the European Crohn's and Colitis Organization and the European Society of Paediatric Gastroenterology, Hepatology and Nutrition. J Pediatr Gastroenterol Nutr 67：292-310, 2018
5) Van Limbergen J et al：Definition of phenotypic characteristics of childhood-onset inflammatory bowel disease. Gastroenterology 135：1114-1122, 2008
6) Heuschkel R et al：Guidelines for the management of growth failure in childhood inflammatory bowel disease. Inflamm Bowel Dis 14：839-849, 2008
7) Kirschner BS：Safety of azathioprine and 6-mercaptopurine in pediatric patients with inflammatory bowel disease. Gastroenterology 115：813-821, 1998
8) Kakuta Y et al；MENDEL study group：NUDT15 codon 139 is the best pharmacogenetic marker for predicting thiopurine-induced severe adverse events in Japanese patients with inflammatory bowel disease：a multicenter study. J Gastroenterol 53：1065-1078, 2018
9) Moreno-Rincón E et al：Prognosis of patients with ulcerative colitis in sustained remission after thiopurines withdrawal. Inflamm Bowel Dis 21：1564-1571, 2015
10) Cassinotti A et al：Maintenance treatment with azathioprine in ulcerative colitis：outcome and predictive factors after drug withdrawal. Am J Gastroenterol 104：2760-2767, 2009
11) Hyams JS et al：Outcome following infliximab therapy in children with ulcerative colitis. Am J Gastroenterol 105：1430-1436, 2010
12) Hyams J et al：Induction and maintenance therapy with infliximab for children with moderate to severe ulcerative colitis. Clin Gastroenterol Hepatol 10：391-399, 2012
13) Lawson MM et al：Tumour necrosis factor alpha blocking agents for induction of remission in ulcerative colitis. Cochrane Database Syst Rev（3）CD005112, 2006
14) Ardura MI et al：NASPGHAN Clinical Report：Surveillance, diagnosis, and prevention of infectious diseases in pediatric patients with inflammatory bowel disease receiving tumor necrosis factor-a inhibitors. J Pediatr Gastroenterol Nutr 63：130-155, 2016
15) Turner D et al：Development, validation, and evaluation of a pediatric ulcerative colitis activity index：a prospective multicenter study. Gastroenterology 133：423-432, 2007

（余田　篤）

　妊　娠

1　潰瘍性大腸炎患者での妊娠に関する基本的な考え方

● 潰瘍性大腸炎（ulcerative colitis：UC）は好発年齢が 10～20 歳代と若く，結婚適齢期を迎える世代にあたるが難病ということで，妊娠・出産・育児に不安をもつ患者は少なくないと考えられる．不安の材料は主に，①病気をもっているゆえの分娩リスク，②妊娠した際に病気が悪化しないか，③病気や薬がどれほど子どもに影響を与えるか，④授乳は可能か，などである．多くの場合，妊娠中治療を継続する必要があり，正しい知識を妊娠前から共有することが重要である．

2　疾患の遺伝性

Q1　親が UC の子どもに UC は遺伝するのか？

● UC の発症率は，父親が UC でも母親が UC でも一般人口よりも高い．

● 両親のいずれかが UC である場合，子どもが UC になる確率は増加し，一般人のリスクの 7～17 倍といわれる[1]．また両親ともに UC である場合，さらに増加し，生涯で炎症性腸疾患（inflammatory bowel disease：IBD）を発症する可能性が 30% 程度に上昇する．母親が UC の場合のほうが父親の場合より増加率は高い．また，女児のほうが男児よりも影響を受けやすい．

● IBD の発症リスクには以前より家族歴が指摘されており，遺伝的な要素と生活習慣のような環境因子がその増加に関与していると考えられている．また，比較的若年で発症する特徴がある．

3　潰瘍性大腸炎による妊娠への影響

Q2　UC の女性患者では，妊孕性が低下するのか？

● UC 患者が妊孕性が低下するという報告はないが，人工肛門や回腸嚢肛門吻合術（IPAA）手術を受けた患者では不妊率が若干上昇する．

● UC 患者が妊孕性が低下するという報告はない．しかし実際には IBD 患者の出産数は一般人口より少ない．この理由としては，患者が妊娠を希望していないからではないかと考えられている．さらにこの背景にあるのが，受胎や妊娠転帰，遺伝，奇形，疾患活動性などの知識が乏しいのではないかと推察されている．

● そこで妊娠を希望される患者には外来で説明できる冊子などのツールが欠かせない．

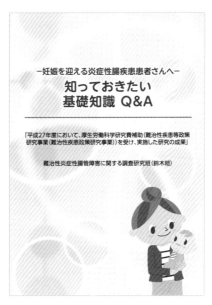

図 1
（文献 2）より引用）

厚生労働省では患者向けを発行し（**図1**）[2]，これらは無料でダウンロードができる（http://ibdjapan.org/patient/）.

- 外科手術を受けた場合，若干ではあるが妊孕性が低下するといわれている．人工肛門やIPAA手術を受けた患者では不妊率が若干上昇するといわれている．またその増加は，腹腔鏡手術よりも開腹術のほうが高い可能性が指摘されている.

4 妊娠による潰瘍性大腸炎への影響

Q3 妊娠するとUCの活動性は悪化するのか？

- 寛解者が妊娠すると，再燃率は増加し，特に妊娠前期に高い．活動性の高いまま妊娠すると妊娠期間中の悪化リスクは寛解で迎えたときに比べて約2倍になる.

- 受胎時寛解で迎えたUC患者（n=209）が妊娠で再燃するかどうかを非妊娠者（n=303）の再燃率とで前向きに比較した報告があり，疾患活動性スコアを妊娠時のみならず各妊娠期と，産後6ヵ月まで追跡している[3]．この検討からは，明確に妊娠者のほうが再燃率が高いことが示された．妊娠時期ごとの再燃リスクの検討では，妊娠1期（前期）がrelative risk 8.8倍，2期（中期）が2.84倍，3期（後期）は0.55倍となっており，特に妊娠前期にUCは再燃に留意しなければならないことがわかる．UCは妊娠前期に活動性が高まる可能性が高くなることに備える必要がある.

- 一般的に妊娠はUCの活動性にpositiveな影響を及ぼすとの考え方もある．しかし，こ

れは根拠となる論文がUCでは妊娠中のアンケート調査で，QOLが妊娠中に向上したとする後ろ向き報告[4]しかなく，エビデンスは少ない．

- 一方，妊娠成立時は寛解で迎えたほうがよいとの意見がある．この根拠としては，10報のUC（計1,130症例）のメタ解析で妊娠中の活動性悪化リスクを検討した論文で，受胎時に活動性であることは寛解期で妊娠を迎えたことに比較して2.08倍のrisk ratioがあると解析された[5]．先ほどの，UCの再燃は妊娠前半に多いということを考え合わせると，妊娠を迎える準備として寛解しておいてから妊娠すること，また妊娠を迎えても前半は油断しないで加療に努めることが重要であるといえる．

- ただし，一方で妊娠転帰に与える大きな因子として高齢出産が挙げられる．妊孕率にも大きく関係する．したがって妊娠希望患者の年齢を加味して活動性コントロールを妊娠計画に入れるかどうかを検討する必要がある．

5 潰瘍性大腸炎治療薬の影響

Q4 妊娠中の薬剤で禁忌であるものと，安全性が示されているものは何か？

- サラゾスルファピリジン，抗TNF-α抗体製剤は，現時点では催奇形性は示されておらず投与は許容される．
- アザチオプリン，シクロスポリン，タクロリムスは病状がコントロール困難であれば，投与は許容される．
- グルココルチコイド（ステロイド）に関しては，胎盤移行性の低いプレドニゾロンが推奨される．
- JAK阻害薬は動物実験で催奇形性が示されおり，ヒトでのデータが乏しいので使用しない．

- 胎児に与える薬剤の影響は妊娠時期に応じてまったく異なる．絶対過敏であるのは受胎後から早期の時期である．薬剤の影響を考えるうえで，妊娠が判明してから継続・中止を検討するのではすでに曝露している．

- 一方，妊娠後期は薬剤の奇形に対する影響はほとんどなくなり，早産や低出生体重といった（胎児毒性）項目は母体の健康状態が大きく関与する．したがって早産や低出生体重などの妊娠転帰に対しては，薬剤の投与はpositiveな影響を与えることが一般的であり中止のメリットは少ない．妊娠後期に使用すべきではない薬剤は，胎児の動脈管早期閉鎖の可能性がある非ステロイド性抗炎症薬（NSAID）が挙げられる．したがって，催奇形性に関する考え方が焦点になる．

- 免疫調整薬は長い間，使用禁忌とされてきたが，アザチオプリンの場合は動物実験（ウサギ，ラット，マウス）で催奇形性が報告されたからである[6]．そこで医療現場では投与を中止せざるをえず，疾患活動性の悪化を招き，結果として妊娠転帰を悪くさせ

ている懸念があった．しかし，動物実験では臨床用量の100倍以上の用量で毒性が検討されており，臨床データが皆無だった時点では致し方ない対応だったと考えられるが，有用性よりも安全性に偏った判断だったといえる．

- その後，期せずして使用された患者の転帰の蓄積からなる疫学研究が報告されるようになり，薬のベネフィットの評価が可能になり，海外では2016年に発表されたEULAR（European League Against Rheumatism）のガイドラインではアザチオプリン，シクロスポリン，タクロリムス，コルヒチンなどの治療薬は，「現時点では安全性が示されており，寛解維持のため妊娠中も中止をせず，継続すべき薬剤」に分類された[7]．

- これらの流れから，わが国でも厚生労働省の事業「妊婦・授乳婦を対象とした薬の適正使用推進事業」が始まり，その第一弾として，2018年よりシクロスポリン，タクロリムス，アザチオプリンは添付文書上，使用禁忌から有益性投与に変更された．厚生労働省の冊子でも「シクロスポリン，タクロリムス，アザチオプリンは病状がコントロール困難であれば，投与は許容される．」としている[8]．

- ステロイドに関してプレドニゾロンは胎盤通過性が低いため推奨されるが，プレドニゾロン換算で15 mg/日までで管理されていることが望ましい．ベタメタゾンやデキサメタゾンは胎盤を通過しやすい．ステロイドは奇形に関しては懸念は少ないが，胎児毒性である低出生体重児を増加させる懸念がある．

- 米国での多施設大規模前向きコホート研究で，母体のステロイド使用930症例の観察で低出生体重児63例を認め，リスクを2.8倍に増加させたとしている．この背景として母体には妊娠糖尿病患者が増加しており，低出生体重児と有意に関連していた[9]．

- 表1に妊娠中の薬剤のリスクを示す．

表1　主なIBD治療薬の妊娠中の安全性の評価

薬剤	妊娠中の安全性の評価ならびに対応	添付文書
JAK阻害薬（トファシチニブ）	動物実験で催奇形性あり．ヒトでのデータに乏しいため禁忌	禁忌
抗TNF-α抗体製剤	催奇形性なし	有益性投与
アザチオプリン	動物実験で催奇形性あり．心奇形をわずかに上昇するという報告あり	有益性投与
メサラジン	催奇形性なし	有益性投与
プレドニゾロン	口唇口蓋裂をわずかに上昇するという報告あり	有益性投与
シクロスポリン	一般的には使用しないが，ステロイド単独でコントロール困難な場合は妊娠中でも許容される	有益性投与
タクロリムス	一般的には使用しないが，ステロイド単独でコントロール困難な場合は妊娠中でも許容される	有益性投与
α4β7インテグリン阻害薬（ベドリズマブ）	動物実験で催奇形性は認めない．ヒトでのデータはまだ少数であり，十分とはいえない	有益性投与
ワルファリン	軟骨形成不全，胎児の出血傾向による死亡，分娩時母体の異常出血の報告のため禁忌	禁忌
ビスホスホネート（アレンドロ酸ナトリウム水和物）	動物実験で催奇形性は認めないが，用量依存性に胎児毒性あり．ヒトでのデータに乏しく使用は避けるべき	有益性投与

9

妊娠

表2　両親の遺伝子変異による子どものリスクホモの可能性

母親	日本人での割合	父親 C/T（ヘテロ）	父親 T/T（リスクホモ）
C/C（通常）	約8割	C/C, C/T	C/T
C/T（ヘテロ）	約2割	C/C, C/T, **T/T**	C/T, **T/T**

Q5 アザチオプリンを服用していると新生児は貧血になるのか？

> ● 母親が NUDT15 ヘテロの場合，父親の遺伝子変異の有無で一定の確率で子どもの NUDT15 がリスクホモになる可能性があり，母親よりもアザチオプリンの効果が強く出る可能性がある．

● 海外からは，チオプリンの代謝に関係する TPMT（チオプリンS-メチル転移酵素）遺伝子をヘテロ変異でもつ母親が妊娠期間中チオプリンを服用し，生まれた新生児が出生時に高度のリンパ球減少・免疫不全となったという事例が報告された[10]．新生児は TPMT 遺伝子のリスクホモとわかり，代謝活性が低いことから体内でチオプリン濃度が母親よりも上昇し，骨髄抑制になったと考えられている．母親がヘテロ変異をもつ場合，父親がヘテロ変異の場合は，25% で胎児がリスクホモになり，父親がリスクホモの場合は 50% で胎児がリスクホモになると計算できる．

● 日本人ではチオプリンの代謝（濃度）に関係する遺伝子として NUDT15 遺伝子が報告され[11]，変異の測定が実用化されている．

● 同じ理論で母親が NUDT15 遺伝子ヘテロ変異をもつ場合，一定の確率で胎児が高濃度のチオプリンに曝露されて予想外の副作用を被る可能性がある．母親がノンリスクホモ（C/C）の場合は胎児はヘテロ（C/T）か，ノンリスクホモ（C/C）になり心配は少ない．母親がヘテロ（C/T）の場合，父親がリスクホモ（T/T）あるいはヘテロ（C/T）の場合，一定以上の確率で新生児がリスクホモ（T/T）になる（表2）．現在，父親の NUDT15 遺伝子検査は保険認可されていない．

6 潰瘍性大腸炎による妊娠・出産の転帰への影響

Q6 UC の母親の子どもの先天奇形のリスクは上がるのか？

> ● UC の母親からの子どもの奇形率は上がらない．

● UC は，罹患そのものが胎児の奇形率を上昇させることはないと考えられている．Stephansson らは，2,637 人の UC 患者と 868,942 人の健常者との比較から，UC は奇形を増やさないと報告している[12]．わが国においても Naganuma らが6施設における後ろ向きコホート研究により，IBD 患者 325 例〔UC 245 例，クローン病（Crohn's disease：

9

妊娠

CD）80 例〕（受胎数 534 回）の IBD 発症前後の奇形率を比較しているが，差を認めなかったと報告されている[13].

Q7 UC の母親の子どもは低出生体重，早産，死産リスクが上がるのか？

> ● 低出生体重，早産の比率は一般人口に比べて高い．受胎時の疾患活動性，妊娠期間中の疾患活動性が低出生体重，早産に関係している．

● 胎児毒性（低出生体重，早産，死産）は母体の健康状態が大きく影響し，分娩間近であればあるほど影響は大きくなる．やせ女性（BMI<18.5），肥満女性（BMI>25），喫煙，飲酒，糖尿病，高血圧，性感染症，母体の年齢>35 歳が胎児毒性の項目に影響することが確立されており，妊娠転帰を改善させるためにはまずこれらを改善させることを優先させなければならない．

● 前述の Stephansson らの報告より，IBD の母親の妊娠転帰は 2,637 人の UC 患者と 868,942 人の健常者とを比較し，明確に不良であることを示している．すなわち早産，超早産，低体重，死産リスクが増加する．しかしこれをサブ解析したところ，入院した UC 患者は非入院者よりも早産と低体重が多いという結果が得られた[12].

● 一方で 187 人の UC 患者を健常者と比較した検討が欧州で行われたが，結果は妊娠転帰に差を認めなかった[14].　この論文をさらに読み解いてみると，その患者集団は 87% が妊娠発症時に寛解で 86% が妊娠期間中に再燃しなかった．これらの報告を考えると，IBD であることが妊娠転帰に影響を与えるわけではなく，活動性があると，早産や低出生体重，帝王切開のリスクを上げ，活動性が低ければ健常者と変わらない，と考えることができる．

7 新生児への生ワクチン投与

Q8 新生児に生ワクチンを投与しても大丈夫か？

> ● 母体が妊娠中に抗 TNF-α抗体製剤を使用している場合，その影響が生後数ヵ月間残存している可能性があり，児の生ワクチン（BCG，ロタウイルス）の接種において注意が必要である．

● 抗 TNF-α抗体製剤は非常に強力で，副作用も少ない薬剤であるが，難治性 CD で妊娠中全期間に同薬剤投与を受けていた患者の子どもに，生後 3 ヵ月で BCG を接種したところ BCG 播種にて死亡した 1 例報告がされた[15].　かつては大分子量薬物は胎盤は通過せず，胎児には移行しないと信じられていたが改めて母体の IgG の胎盤透過性を検討したところ，妊娠後期に従い，母体の IgG は能動的に輸送され，むしろ母体血より高濃度を呈すると報告された[16].　その後，妊娠 26 週にインフリキシマブの最終投与がさ

れた臍帯血よりインフリキシマブが検出され，いずれも母体静脈血より高値であったと報告されている[17]．新生児へのインフリキシマブ／アダリムマブ移行の観点から，妊娠後期での一時的中止につき検討する風潮になった．

● 欧州では 2015 年に ECCO（European Crohn's and Colitis Organisation）の「エビデンスに基づく IBD の妊娠・出産に関するコンセンサス（第 2 版）」では，医師と患者によって適切とみなされたときは胎児への伝播を避けるために妊娠 24〜26 週で投与を中止するとされている[18]．

● 一方で，これらの製剤の中止により疾患活動性が高くなることで妊娠転帰が悪化する可能性も少なくないと予想されること，抗体製剤を一定期間中止して再開すると投与時反応や二次無効が増加する可能性があることなどから，北米を中心としたグループの Tronto Consensus では基本的には抗 TNF-α 抗体製剤の続行を推奨し，再燃のリスクの少ない限られた患者でのみ 22〜24 週で投与を中止すべきとしている[19]．妊娠後半にも抗 TNF-α 抗体製剤投与を受けた場合，投与された抗体製剤の消失するまでの間，生ワクチンの接種は控えたほうがよい．

文 献

1) van der Woude CJ et al：The second European evidenced-based consensus on reproduction and pregnancy in inflammatory bowel disease. J Crohns Colitis 9：107-124, 2015

2) 難治性炎症性腸管障害に関する調査研究班（鈴木班）平成 27 年度厚生労働科学研究費補助 難治性疾患等政策研究事業（難治性疾患政策研究事業）：妊娠を迎える炎症性腸疾患患者さんへ—知っておきたい基礎知識 Q&A. 2016 年 2 月改訂版

3) Pedersen N et al：The course of inflammatory bowel disease during pregnancy and postpartum:a prospective European ECCO-EpiCom Study of 209 pregnant women. Aliment Pharmacol Ther 38：501-512, 2013

4) Ananthakrishnan AN et al：Impact of pregnancy on health-related quality of life of patients with inflammatory bowel disease. J Dig Dis 13：472-477, 2012

5) Abhyankar A et al：Meta-analysis：the impact of disease activity at conception on disease activity during pregnancy in patients with inflammatory bowel disease. Aliment Pharmacol Ther 38：460-466, 2013

6) Rosenkrantz JG et al：Azathioprine（Imuran）and pregnancy. Am J Obstet Gynecol 97：387-394, 1967

7) Götestam Skorpen C et al：The EULAR points to consider for use of antirheumatic drugs before pregnancy, and during pregnancy and lactation. Ann Rheum Dis 75：795-810, 2016

8) 厚生労働科学研究費補助金 難治性疾患等政策研究事業（難治性疾患政策研究事業）：全身性エリテマトーデス（SLE），関節リウマチ（RA），若年性特発性関節炎（JIA）や炎症性腸疾患（IBD）罹患女性患者の妊娠，出産を考えた治療指針．2018 年 3 月

9) Lin K et al：Pregnancy outcomes amongst mothers with inflammatory bowel disease exposed to systemic corticosteroids：results of the PIANO registry. Gastroenterology 146：5（Suppl 1）（S1）, 2014

10) Thomas C et al：A severe neonatal lymphopenia associated with administration of azathioprine to the mother in a context of Crohn's disease. J Crohns Colitis 12：258-261, 2018

11) Kakuta Y et al：MENDEL study group：NUDT15 codon 139 is the best pharmacogenetic marker for predicting thiopurine-induced severe adverse events in Japanese patients with inflammatory bowel disease：a multicenter study. J Gastroenterol 53：1065-1078, 2018

12) Stephansson O et al：Congenital abnormalities and other birth outcomes in children born to women with ulcerative colitis in Denmark and Sweden. Inflamm Bowel Dis 17：795-801, 2011

13) Naganuma M et al：Conception and pregnancy outcome in women with inflammatory bowel disease: A multicentre study from Japan. J Crohns Colitis 5：317-323, 2011

14) Bortoli A et al：Pregnancy outcome in inflammatory bowel disease：prospective European case-control ECCO-EpiCom study, 2003-2006. Aliment Pharmacol Ther 34：724-734, 2011

15) Cheent K et al：Case Report：Fatal case of disseminated BCG infection in an infant born to a mother taking infliximab for Crohn's disease. J Crohns Colitis 4：603-605, 2010

16) Palmeira P et al：IgG placental transfer in healthy and pathological pregnancies. Clin Dev Immunol 2012：985646, 2012

17) Zelinkova Z et al：High intra-uterine exposure to infliximab following maternal anti-TNF treatment during pregnancy. Aliment Pharmacol Ther 33：1053-1058, 2011

18) van der Woude CJ et al：The second European evidenced-based consensus on reproduction and pregnancy in inflammatory bowel disease. J Crohns Colitis 9：107-124, 2015

19) Nguyen GC：The Toronto Consensus Statements for the Management of Inflammatory Bowel Disease in Pregnancy. Gastroenterology 150：734-757, 2016

（穂苅量太）

9

妊
娠

第 10 章 高齢者

はじめに

- 潰瘍性大腸炎（ulcerative colitis：UC）は若年発症層が最多ではあるが，65 歳以上の高齢者で発症する患者も少なくない．高齢で発症する患者数は近年増加傾向にあり，疾患活動性はむしろより重症である．UC の治療法は免疫抑制療法やステロイドが含まれるが，免疫力の低下や併存症を複数有する患者も高齢者では少なくなく，高齢者に特化した治療指針が必要である．
- 2019 年に厚生労働省から高齢者 UC の治療指針が発行され無料でダウンロード可能であるので参照されたい（http://ibdjapan.org/）[1]．

1 高齢発症潰瘍性大腸炎の疫学

Q1 高齢で発症する UC 患者は増えているのか？

- 高齢発症 UC は増加しており，発症年齢別の高齢者の頻度も増加している．

- Shi らは香港における高齢発症の UC 患者数が 1991 年の 0.1 人 /10 万人から 2010 年の 1.3 人 /10 万人へ増加したと報告しており[2]，UC 患者数が増加中のわが国でも高齢発症の UC 患者に臨床で遭遇する機会が増加している．しかし高齢発症患者数の増加が単純に有病率の増加に伴うものか，高齢者での発症頻度も増加しているかは年齢別の発症頻度の検討が必要である．
- Takahashi らは 2000 年以前と 2001 年以降に診断された UC 患者の発症年齢分布を比較し，2001 年以降で高齢発症 UC 患者（50 歳以上）の割合の増加，平均発症年齢の上昇，二峰性の第 2 ピークの高年齢へのシフトを報告している[3]．Song らによると韓国では，新規発症患者のなかの高齢者（60 歳以上）の頻度が 1977〜1999 年の 3.9% から 2008〜2014 年の 9.7% に増加したと報告されており，高齢発症頻度の増加は複数の地域，人種で報告されている[4]．

2　高齢発症潰瘍性大腸炎の経過

Q2　若齢で発症し高齢化した UC（高齢化 UC）と，高齢になってから発症した UC（高齢発症 UC）の経過は異なるのか？

- 高齢発症 UC は高齢化 UC よりも入院率や手術率が高い．
- 高齢発症 UC と高齢化 UC では罹患期間が異なる．UC の手術率や入院率は発症後長期間経過すると減少することから，罹病期間の短い高齢発症 UC は活動性が高く両者は区別しなければならない．

- UC の手術率は発症から 2 年までが高く，その後は徐々に低下する．したがって同じ年齢の高齢 UC 患者であるならば，高齢で発症した高齢発症 UC は，若齢で発症し長期の罹病期間を経て高齢に達した高齢化 UC に比較して罹病期間が短いために手術率や入院率は高いことが想定される．
- Matsumoto らの報告では，60〜64 歳で発症した高齢発症 UC と，50 歳未満で発症し調査時に 60 歳以上に達した長期罹病例を高齢化 UC として比較した．UC 増悪時のステロイドの使用は，高齢発症 UC では 58% に認めたのに対して高齢化 UC では 1 例も認めていない．プレドニゾロン依存・抵抗性を有する症例は高齢発症 UC では 17% にみられている．高齢発症 UC では，UC 増悪による入院は 25% にみられ，UC 増悪により手術に至った症例も 17% にみられたが，高齢化 UC では入院，手術ともに 1 例も認めていない[5]．

3　高齢発症潰瘍性大腸炎の重症度，罹患範囲

Q3　高齢発症 UC 患者は非高齢発症 UC と比べて軽症か？

- 日本人の報告では，高齢発症 UC 患者は非高齢発症 UC 患者と比べ重症度が高く罹患範囲も広い．しかし，その差はわずかである．

- わが国の報告では，高齢発症者で重症度が有意に高かった（重症の割合が非高齢発症者 8.0%，高齢発症者 10.6%，劇症の割合が非高齢発症者 0.5%，高齢発症者 0.7%）[6]．罹患範囲は，日本の報告では高齢発症者は非高齢者よりも広く進展している割合が有意に高い（高齢者 直腸炎型：左側大腸炎型：全大腸炎型 = 19.5%：34.2%：46.3%，非高齢者 23.9%：31.7%：44.5%）[6]．

4 高齢潰瘍性大腸炎患者の手術率，入院率

Q4 高齢 UC 患者の手術率，入院率は非高齢者と比べて高いのか？

● 高齢 UC 患者では非高齢 UC 患者と比し，手術率は変わらないが，入院率は高い．ただし，高齢発症 UC の手術率は，非高齢発症 UC に比し高い．

● Komoto らは，わが国の大規模コホート研究で，高齢発症 UC で手術率が有意に高いことを報告している[6]．高齢発症 UC の手術率が高い理由としては，一般的に UC では発症から 2 年までの手術率が高いこと，高齢発症 UC では，併存疾患や免疫抑制治療による感染症などの合併率が高いことから，強力な免疫抑制療法を施行しづらいことが挙げられる．

● また，高齢 UC 患者では，緊急手術で周術期死亡率が上昇すると報告されている一方，早期手術で生命予後が改善されるとの報告もあり[7]，非高齢発症 UC に比し手術のタイミングが早まることも関係していると考えられる．

5 高齢潰瘍性大腸炎患者の併存症

Q5 高齢 UC 患者では併存症が多いと経過に影響するのか？

● 高齢炎症性腸疾患（inflammatory bowel disease：IBD）患者が併存疾患をもつと入院死亡率が高くなり，緊急手術時の術後死亡率も高い．

● 併存疾患のために UC 治療薬の投与量が制限され，また，多剤服用の薬物相互作用により UC 治療薬の効果低下の可能性があり，経過に影響を及ぼしうる．

● 腎機能障害を合併している高齢 IBD 患者においては，IBD の基準薬である 5-ASA 製剤の排泄が遅れ腎毒性のリスクが増大するために，十分な 5-ASA を投与できない可能性がある[8]．高齢 IBD 患者では，コルチコステロイドによる骨粗鬆症関連骨折，うつ病などの精神状態の変化，糖尿病，高血圧症，緑内障の進行・悪化などが報告されており[9]，これらの併存症を有する高齢 IBD 患者に対してはコルチコステロイドの投与量を制限する必要性があり，IBD の臨床経過に影響を及ぼす可能性がある．

● 高齢 IBD 患者の院内死亡率は若年 IBD 患者と比較して高く，チャールソン併存疾患指数が高くなるほど死亡率の調整オッズ比も高くなることが報告されている．

● Kaplan ら[8]は，IBD に関連する手術を受けている高齢外科患者では合併症の数が増加するにつれて，術後死亡率も増加することを報告した．うっ血性心不全，肝疾患，血栓塞栓症および腎疾患は，死亡率の有意な増加と関連しており，術後死亡率は，2 つ以上の合併症を有する高齢者（65～80 歳）の緊急外科手術で最も高く（20.6%），一方で併存疾患が 2 つ未満の場合の死亡率は 11.0% であった．一方，待機的な IBD 手術に関し

ては，高齢患者の死亡率は2つ以上の併存症を有していた場合は7.7%，併存症が2つ未満の患者においては2.8%であり，ともに低かった．

6 高齢潰瘍性大腸炎患者に対する内科治療

Q6 高齢者で感染症のリスク増加に注意すべき治療法は？

- 副腎皮質ステロイド薬や，免疫調節薬，抗TNF-α抗体製剤の治療中の高齢IBD患者では，日和見感染症や帯状疱疹発症などに注意する．
- 高齢IBD，特にUC患者では *Clostridioides difficile* 感染症の発症リスクや入院死亡率が高い．

- 米国の入院患者データベースの検討で，IBD患者において，年齢は，感染性合併症，特に肺炎，敗血症，尿路感染症，*Clostridioides difficile* 感染症による入院の独立した危険因子と報告されている[10]．Toruner らは，Mayo Clinic において IBD 患者の日和見感染症のリスク因子として，年齢のほか，副腎皮質ステロイドに代表される免疫抑制治療，特にその併用療法がリスク因子であったと報告している[11]．年齢に関しては，受診時51歳以上では，日和見感染症のオッズ比 3.0（95% C.I. 1.2-7.2）であった．Naganuma らは，IBD 患者の1年間のコホート研究にて日和見感染症のリスク因子を検討し，年齢50歳以上，免疫調節薬の使用が独立した危険因子であったと報告をしている[12]．Cottone らは，イタリアでインフリキシマブまたはアダリムマブの治療を受けた IBD 患者を検討し，65歳以上の患者では，若年の患者や，同治療を受けていない同年代の患者と比較して，重篤な感染症の合併が多かったと報告している[13]．Brassard らは，カナダのヘルスケアデータベースから，66歳以上で発症した IBD 患者で，副腎皮質ステロイドの使用が重篤な感染症と関連があったと報告している[14]．
- アジアにおいて，UC での臨床試験における，帯状疱疹合併患者の後ろ向きの多変量解析では，年齢65歳以上と抗TNF-α抗体製剤不応が独立した危険因子であった[15]．JAK 阻害薬であるトファシチニブについては高齢者 UC 患者を対象とした報告はないが，関節リウマチ患者を対象とした解析において，高齢患者（65歳以上）において感染症や悪性腫瘍などの重篤な合併症が増えることが報告されている[16]．

Q7 内科治療は高齢UC患者では効きにくくなるのか？

- 高齢 UC 患者における内科的治療の有効性は，非高齢 UC 患者における有効性と比較して劣るとする明らかなエビデンスは認められない．

- 高齢 UC 患者では非高齢 UC 患者で得られる有効性が期待できないとする明確なエビデンスが認められないことから，すべての内科的治療が高齢者 UC 患者においても治療選

択肢となりうると考えられる.

- しかしながら，高齢 UC 患者の内科的治療は，併存疾患とその治療薬との相互作用に留意するとともに，易感染性や発癌リスクなどの高齢者患者の特徴を踏まえたうえで低用量の薬剤投与にとどめざるをえない場合があり，結果として有効性が低下する可能性があることに留意する.

Q8 高齢 UC 患者へのステロイド投与における注意点は？

- 高齢 UC 患者に対するステロイドの使用は，重篤な感染症の発症に注意が必要である.

- 高齢者 UC 患者へのステロイドの使用は骨粗鬆症，骨壊死，浮腫，白内障などの副作用のほかに，特に感染症の留意が必要である. UC の経過に関しては 60 歳以上で診断された 472 人の UC を検討したフランスのコホート研究[17] では，結腸切除術に対するリスク因子を調べたところ，罹患範囲の広さとステロイド使用歴が有意な因子であったが，多変量解析ではステロイド使用のみが有意な因子であったと報告されている. 重篤な感染症の発症に特に注意を要し，漫然とした投与にならないようにする必要がある.

Q9 高齢 UC 患者へのチオプリン投与は悪性腫瘍発症のリスクを増やすのか？

- 日本の高齢 UC 患者において，チオプリンの投与は日和見感染のリスクになるため注意すべきである.
- しかし，海外で報告されているリンパ腫，非メラノーマ性皮膚癌，肝障害のリスクについては不明である.

- チオプリン（アザチオプリン，6-メルカプトプリン）は UC の寛解維持に有用であり，高齢（≧60 歳）発症の UC 患者に関する英国のデータベースにおける検討では，12 ヵ月以上のチオプリン使用継続群では，12 ヵ月未満の使用群と比較して大腸全摘術のリスクを 70% 軽減したと報告されている[18]. 高齢者で抗 TNF-α 抗体製剤とチオプリンを併用すると抗 TNF-α 抗体製剤を中断するリスクが 2.2 倍になり，感染や死亡も抗 TNF-α 治療を行っている若年者に比べて有意に多い[19].
- 高齢者は若年者に比べ肝機能障害の副作用が多く膵炎の頻度が少ない. また，高齢者は単独でも日和見感染のリスクであるが，チオプリンを投与することで日和見感染（特に単純ヘルペス，水痘帯状疱疹ヘルペス，サイトメガロウイルス，EB ウイルス），結核の感染リスクが高まる[11].
- チオプリンのリンパ増殖性疾患に対するリスクについて，欧米からのデータでは増加するとの報告が多いが，わが国における調査では，チオプリン製剤は IBD 患者において血液悪性腫瘍の有意なリスク因子ではないことが報告されており，日本人では不明で

ある[20]．

- 65歳以上の白人でチオプリンの使用は，非メラノーマ性皮膚癌のリスクを増加させる[21]．しかし，日本人においてチオプリンが皮膚癌のリスクとなる報告はない．

Q10 高齢UC患者への抗TNF-α抗体製剤投与における注意点は？

- 抗TNF-α抗体製剤の高齢UC患者への投与に際して，感染症（結核など），心機能，悪性新生物について事前にスクリーニングを行う．
- 高齢UC患者では非高齢UC患者と比較し，抗TNF-α抗体製剤の投与により感染，悪性新生物や死亡のリスクが上昇することが報告されている．

- わが国では年齢とともに陳旧性肺結核の比率が増加する．結核のリスクは年齢と抗TNF-α抗体製剤の投与で上昇することが報告されており，投与前に結核のスクリーニングは必ず実施する．
- 抗TNF-α抗体製剤使用後に心不全から死亡率が増加することが関節リウマチ患者で示されており[22]，心機能に懸念を有する症例ではモニタリングを行う．重度の心不全（NYHA class III〜IV）患者では死亡率を上昇させるため不適応である[22]．一般的には駆出率（ejection fraction：EF）が50%以上であり，代償性心不全（NYHA class I〜II）が抗TNF-α抗体製剤の対象と考えられる．

Q11 高齢UC患者への血球成分除去療法（CAP）は安全に行えるのか？

- 高齢UC患者にCAPを施行した場合の副作用発現率は非高齢者UCと差はなく，安全に施行できる．

- 847例と最も対象症例が多い，Komotoらが報告したLCAPの有効性と安全性をみたコホート研究では，高齢UC患者群の副作用発現率は8.0%（6/75）で，非高齢UC患者群の副作用発現率10.5%（81/772）とほぼ同等であったと報告している[23]．また，副作用の内容については嘔気や血小板減少など軽微な副作用がほとんどであり，重症感染症や血栓症といった重症の副作用の出現はなかったと報告されている．

7 高齢潰瘍性大腸炎患者に対する外科治療

Q12 高齢UC患者の手術適応は非高齢UC患者と同様か？

- 高齢UC患者の手術適応は，非高齢UC患者と同様であるが，その判断はより慎重に行う必要がある．

- 高齢 UC 患者の手術適応は，非高齢 UC 患者と同様である．しかしその判断にはより多くの検討事項が必要である．高齢者では非高齢者と比べ，重症または劇症で手術となる頻度が高い[24]．重症，劇症例でも，高齢者では自覚症状が乏しく，例えば，穿孔があっても診断がつきにくい症例も経験され，手術時期の判断に非高齢者よりも十分な留意を要する．
- また，高齢者では肛門括約筋機能の低下のために自然肛門温存術の適応外となり，永久人工肛門造設術となる症例があるなど，施行可能な手術術式が非高齢者と異なる場合がある[24]．

Q13 高齢 UC 患者の手術時期は非高齢者と同様か？

- 全身状態が比較的良好な状態で待機的に手術を行う場合には非高齢 UC 患者と同様な時期でよいが，重篤な併存症のある症例，重症または劇症例，内科治療で寛解導入や維持ができないために手術を行う症例では早期の手術を考慮する必要がある．

- 早期癌，または high grade dysplasia や生活の質（QOL）の低下のために手術を行う症例で，全身状態が比較的良好で待機的に手術を行う場合には非高齢 UC 患者と同様な時期でよいと考えられる．
- 高齢 UC 患者では緊急手術例を中心に，肺炎，血栓症を中心とする術後合併症による在院死もあり，その率が高いことにも配慮が必要である[24]．重篤な併存症のある症例，重症または劇症例，あるいは内科治療抵抗例では，栄養不良，貧血，免疫能低下などによって全身状態が悪化している場合が多く，非高齢 UC 患者と同様の手術時期では術後経過に悪影響があり，より早期の手術を考慮する必要がある．

Q14 高齢 UC 患者に対する適正な手術術式は？

- 高齢 UC 患者では，術前の全身状態，臓器機能，肛門機能，生活機能（ADL）が低下している場合があり，これらを十分に考慮し，安全かつ QOL や臓器機能が保たれる術式を選択する必要がある．
- 高齢 UC 患者でも自然肛門温存術式は適応となるが，上記の観点から，若年者と比べると永久人工肛門造設術が選択されることが多い．

- 大腸癌を合併した高齢者 UC 症例に対する術式は議論が残る．colitic cancer では一般的には根治手術としての大腸全摘術が選択される．肛門機能や ADL が十分に保たれている高齢者に対しては，「大腸全摘，回腸嚢肛門吻合術（IAA）」の術式が選択されることもあるが，肛門機能や ADL が低下している高齢者や，下部直腸・肛門管部の進行癌症例などでは「大腸全摘，回腸人工肛門造設術」が選択されることが多い．「大腸全摘，回腸嚢肛門管吻合術（IACA）」の術式は残存肛門管粘膜からの発癌のリスクがあるた

め通常は行われないが，総合的な判断によって，十分な術後フォローを前提のうえで行われることもある．

●大腸全摘術の手術侵襲が過大と判断される高齢者では，安全性や術後の QOL を考慮して，定型的な大腸癌手術の術式にとどめる場合もある．また，散発癌で大腸の炎症が寛解状態の場合にも定型的な大腸癌手術の術式を選択することがある．ただし，定型的な大腸癌手術では大腸が残存するため，再燃や癌化のリスクが残るため十分な術後フォローが必要である．

Q15 高齢 UC 患者の術後合併症と転帰は若年者と異なるのか？

> ●高齢 UC 患者では若年 UC 患者に比べて，特に緊急手術では合併症や死亡率が増加する可能性がある．

●わが国の報告では，60 歳以上を高齢者と定義した検討で，待機手術では若年 UC 患者と術後合併症，死亡率に相違がないものの，高齢 UC 患者の緊急手術では 20～46.7% の死亡率であり，有意に高齢 UC 患者の緊急手術で予後不良であった[25]．

Q16 高齢 UC 患者の術後，排便機能や日常生活への影響は？

> ●高齢 UC 患者では術後排便機能が低下する可能性があるが，適正な術式の選択により日常生活の QOL は良好に保たれる．

●一般的には高齢化とともに肛門機能は低下し，UC に対する回腸嚢手術でも同様に高齢化とともに便失禁は増加しうると報告されている[26]．肛門機能の維持を目的に粘膜切除を行わずに器械吻合を用いる肛門管吻合を推奨する報告もある．

●わが国の検討では，年齢とともに肛門管吻合または非肛門温存手術が選択されていた．肛門機能に関しては肛門管吻合を行った 65 歳以上を対象とした研究では若年者と排便機能の差はなかったと報告されている[27]．しかし肛門吻合術後では QOL は良好に保てる症例が多いものの排便機能は年齢とともに下がると報告されており，術式の選択には配慮が必要である．

●一方で，永久的人工肛門造設でも QOL は保たれ，場合によっては排便に関する悩みが減少し，若年者よりも QOL が良好である場合がある．

文 献

1) 潰瘍性大腸炎治療指針 supplement —高齢者潰瘍性大腸炎編（平成 30 年度）．厚生労働科学研究費補助（難治性疾患等政策 研究事業（難治性疾患政策研究事業）難治性炎症性腸管障害に関する調査研究班（鈴木班），2019

2) Shi HY et al：Natural history of elderly-onset ulcerative colitis:Results from a territory-wide Inflammatory Bowel Disease Registry. J Crohns Colitis 10：176-185, 2016

3) Takahashi H et al：Second peak in the distribution of age at onset of ulcerative colitis in relation to

smoking cessation. J Gastroenterol Hepatol 29：1603-1608, 2014

4）Song EM et al：Clinical characteristics and long-term prognosis of elderly onset ulcerative colitis. J Gastroenterol Hepatol 33：172-179, 2018

5）Matsumoto S et al：Ulcerative colitis：comparison between elderly and young adult patients and between elderly patients with late-onset and long-standing disease. Dig Dis Sci 58：1306-1312, 2013

6）Komoto S et al：Clinical differences between elderly-onset ulcerative colitis and non-elderly-onset ulcerative colitis: A nationwide survey data in Japan. J Gastroenterol Hepatol 33：1839-1843, 2018

7）Bewtra M et al：Mortality associated with medical therapy versus elective colectomy in ulcerative colitis：a cohort study. Ann Intern Med 163：262-270, 2015

8）Kaplan GG et al：Risk of comorbidities on postoperative outcomes in patients with inflammatory bowel disease. Arch Surg 146：959-964, 2011

9）Akerkar GA et al：Corticosteroid-associated complications in elderly Crohn's disease patients. Am J Gastroenterol 92：461-464, 1997

10）Ananthakrishnan AN et al：Infection-related hospitalizations are associated with increased mortality in patients with inflammatory bowel diseases. J Crohns Colitis 7：107-112, 2013

11）Toruner M et al：Risk factors for opportunistic infections in patients with inflammatory bowel disease. Gastroenterology 134：929-936, 2008

12）Naganuma M et al：A prospective analysis of the incidence of and risk factors for opportunistic infections in patients with inflammatory bowel disease. J Gastroenterol 48：595-600, 2013

13）Cottone M et al：Advanced age is an independent risk factor for severe infections and mortality in patients given anti-tumor necrosis factor therapy for inflammatory bowel disease. Clin Gastroenterol Hepatol 9：30-35, 2011

14）Brassard P et al：Oral corticosteroids and the risk of serious infections in patients with elderly-onset inflammatory bowel diseases. Am J Gastroenterol 109：1795-1802, 2014

15）Winthrop KL et al：Herpes zoster infection in patients with ulcerative colitis receiving tofacitinib. Inflamm Bowel Dis 24：2258-2265, 2018

16）Curtis JR et al：Efficacy and safety of tofacitinib in older and younger patients with rheumatoid arthritis. Clin Exp Rheumatol 35：390-400, 2017

17）Charpentier C et al：Natural history of elderly-onset inflammatory bowel disease：a population-based cohort study. Gut 63：423-432, 2014

18）Alexakis C et al：Do Thiopurines Reduce the Risk of Surgery in Elderly Onset Inflammatory Bowel Disease? A 20-Year National Population-Based Cohort Study. Inflammy Bowel Dis 23：672-680, 2017

19）Desai A et al：Older age is associated with higher rate of discontinuation of anti-TNF therapy in patients with inflammatory bowel disease. Inflamm Bowel Dis 19：309-315, 2013

20）Fukata N et al：Hematologic malignancies in the Japanese patients with inflammatory bowel disease. J Gastroenterol 49：1299-1306, 2014

21）Moran GW et al：Review article：dermatological complications of immunosuppressive and anti-TNF therapy in inflammatory bowel disease. Aliment Pharmacol Ther 38：1002-1024, 2013

22）Khanna D et al：Anti-tumor necrosis factor alpha therapy and heart failure：what have we learned and where do we go from here? Arthritis Rheum 50：1040-1050, 2004

23）Kumoto S et al：Safety and efficacy of leukocytoaoheresis in elderly patients with ulcerative colitis：The impact in steroid-free elderly patients. J Gastroenterol Hepatol 33：1485-1491, 2018

24）杉田　昭 他：高齢者潰瘍性大腸炎に対する手術の検討（手術適応，手術時期，手術術式，予後）—多施設共同研究（中間報告）—．厚生労働科学研究費補助金（難治性疾患等克服研究事業（難治性疾患政策研究事業））難治性炎症性腸管障害に関する調査研究　平成25年度　総括・分担研究報告書．p.90-99, 2014

25）Ikeuchi H et al：Prognosis following emergency surgery for ulcerative colitis in elderly patients. Surg Today 44：39-43, 2014

26）Lightner AL et al：Results at up to 30 years after ileal pouch-anal anastomosis for chronic ulcerative colitis. Inflamm Bowel Dis 23：781-790, 2017

27）二木　了 他：高齢者潰瘍性大腸炎に対する回腸囊肛門管吻合術の術後排便機能の検討．日消外会誌 49：714-720, 2016

（穂苅量太）

第11章 食事および生活指導

1 食事・生活指導の必要性

- 潰瘍性大腸炎（ulcerative colitis：UC）は再燃と寛解を繰り返すため，長期的加療が必要で，病状の安定には薬物療法を主とした内科的治療法とともに，食事や生活面の指導が必要である．
- 精神的ストレスが再燃の誘因になる場合があり，心理面での支援が必要になる．

2 食事指導

- UC に対する食事療法は，栄養障害，吸収障害を改善し，活動期の患者に対して症状を緩和させることを目的とする．
- UC に対する食事指導の内容は，活動期と寛解期で異なる．

❶ 活動期

- 活動期の患者は食事制限が必要であり，その程度は UC の臨床的重症度により左右される[1]（p.15，第1章表2参照）．

1）劇症，重症

- 食事摂取は腸管病変を刺激し，血便や腹痛などの症状を悪化させる危険性が高いため禁食とし，経静脈的に水分および栄養補給を行う．
- 血性下痢が高度の場合は，腸管病変から水分や電解質，血液のみならず，蛋白質やビタミン，ミネラルなども漏出するため，定期的に血液検査を行い，不足する栄養素は経静脈的に補給する．
- 経腸栄養剤の使用も，血便などの自覚症状を増悪させる危険があるため避ける．

2）中等症，軽症

- 重症からの回復期では流動食から開始し，徐々に粥食・普通食に移行する[注1]．

[注1] 禁食期間が2週間以上にわたり小腸粘膜の萎縮が予想される場合は，経腸栄養剤の摂取から開始し，徐々に粥食に移行する．

- 食事は易消化性で高エネルギー・高蛋白・低脂肪・低残渣食を基本とする．
- 高蛋白の卵や大豆，魚類などの摂取を奨励する．
- 高脂肪食は下痢を悪化させる危険があるため，避けるように指導する．
- 牛乳などの乳製品は，腸管炎症により乳糖分解能が低下している場合が多いため，過剰な摂取は避けるよう指導する．
- 食物繊維のなかで，不溶性食物繊維を多く含む野菜や豆類，きのこ類，海藻類の摂取

は便量が増加することで腸管運動を刺激し，下痢や腹痛を悪化させる危険があるため摂取を避ける．しかしリンゴやバナナ，モモなどの果物に多く含まれる水溶性繊維は腸内細菌叢を改善し，下痢の軽減にも有効とされるため摂取を制限する必要はない[2]．
- 香辛料などの刺激物やコーヒー，アルコール類，炭酸飲料や冷えた飲料は控える．
- ステロイド薬を内服している患者では，高エネルギー食の摂取が糖尿病や肥満，脂質異常症を誘発するため，体重測定や血液検査を定期的に行い，観察する必要がある．

❷ 寛解期

- 基本的に厳密な食事制限を行う必要はないが，偏食傾向のある患者では，各種の栄養素をバランスよく摂るように指導する．
- 暴飲や暴食，香辛料などの刺激物の摂取は避ける．
- アルコール類は少量，コーヒーは薄いものであれば摂取してもよい．
- 牛乳やヨーグルトなどの乳製品は，乳糖不耐症で下痢や腹痛を誘発することがなければ制限する必要はない．

3 生活指導

- 再燃や増悪をきたす誘因を避けるよう注意させる[注2]．

[注2] 再燃や増悪の誘因として，自験例の検討[3]では感冒（上気道炎）の罹患が最も多く，以下過労，妊娠や出産に関すること，薬剤の減量，旅行後，転職，試験などであった（**表1**）．仕事や学業，睡眠不足などによる肉体的な疲労とともに，人間関係や生活環境の変化などによる心理面でのストレスも再燃の誘因になる[4]．

- 病状によって日常生活の制限が必要になる．

❶ 病状に応じた生活指導の内容

1）活動期

- 基本的に生活制限が必要で，劇症例，重症例では入院治療が必須である．
- 軽症の場合も長期の旅行や激しい運動は控えさせ，学生の場合は体育系のクラブ活動や体育の授業が過激にならないように指導する．
- ステロイド薬や免疫調節薬を使用している間は，自覚症状がある程度鎮静化していても運動制限が必要な場合が多く，病状や薬剤の使用量などを参考に指導内容を決定する．
- 就業している場合は肉体労働は過度の負担にならないようにし，デスクワークでも残業などの過度の労働は控えるように指導する．

2）寛解期

- 日常生活を厳密に制限する必要はないが，規則正しい生活を保つよう指導する．

表1　UC―再燃の誘因（467回）

誘因あり	125回（27%）
感冒（上気道炎）	36回
過労	19回
妊娠・出産	16回
薬剤の減量	10回
旅行後	5回
転職	5回
試験	4回
大腸検査後	4回
海外出張	3回
結婚問題	3回
その他	20回
誘因なし	342回（73%）

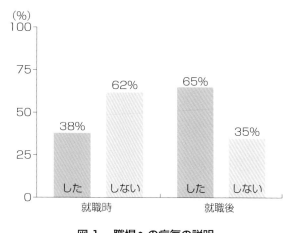

図1　職場への病気の説明
UCの患者83名へのアンケート調査（平均年齢34.8歳）

- 入浴はもちろん，運動や旅行はストレスの発散にもなり，疲労が残らない程度であれば行ってよい．
- 過労や睡眠不足は再燃の誘因になるので避ける．
- 感冒の罹患や薬剤（抗菌薬や消炎鎮痛薬など）の服用も再燃の引き金になりうるので注意する[注3]．

[注3] 感冒が流行する冬季は保温に努め，外出時は人混みは避け，マスクを着用させる．さらに帰宅後はうがいや手洗いを励行するなど予防策をとるよう指導する．

- インフルエンザの予防接種は可能である．

❷ 喫　煙

- UCは，喫煙が病状に良い影響をもたらす可能性がある数少ない疾患である[注4]．

[注4] 自覚症状の改善にニコチンパッチが有効とする報告[5]がある．

- しかし呼吸器系や循環器系などへの悪影響を考慮すると，喫煙を推奨すべきではない．

❸ 進学や就職における留意点

- UCは若年者に好発し，発病後に進学や就職の時期を迎える患者が多い．
- 学校や職場を選ぶ際には，常に全力を発揮しないとついていけないところは避けるよう指導する[6]．
- 社外での接待が多い営業職や残業が多い職場は，避けたほうが無難である．
- 就職後も定期的な通院が必要であり，再燃する場合があることも考慮すると，病気のことを就職先に伝えておくことが望ましい[注5]．

● 人工肛門の造設後に身体障害者として認定されている患者に対しては，障害者の就職優先枠での雇用機会があることを説明する．

❹ 公的支援の活用

● UC の患者が利用できる社会福祉制度として，①指定難病医療費助成制度，②身体障害者手帳，③障害基礎（厚生）年金，および④傷病手当がある．

● 社会福祉制度についての知識は患者によって個人差が大きい．

● 主治医やソーシャルワーカーは，患者の生活の向上を図る意味でも，社会保障制度の存在を患者に説明する．

❺ 生命保険

● 炎症性腸疾患（inflammatory bowel disease：IBD）患者が生命保険に加入する際に，治療の継続中であれば申し込み自体を延期されたり，加入を断られる場合が多い．

● IBD 患者を対象とした保険があり，一定の条件のもとで加入が可能になっている．

● 患者の個々の病状で加入の可否が異なるため，申し込みを行う際に保険代理店などに相談するとよい．

4 心理面での支援

❶ 支援の必要性

● UC は，身体面のみならず心理面にも悪影響を及ぼす多くの要因を有している注6)．

注6) 具体的な要因として，①原因不明で根治的治療法がない，②現在は寛解期であってもいつ再燃するかわからない，③活動期では社会活動が制約を受け，入院や手術が必要になる場合がある，④ステロイド薬などの治療薬による副作用の問題，⑤長期経過例では癌化の危険性があることなどが挙げられる．

● 患者の心理的ストレスのなかでもとくに仕事や家庭，経済面への不安は，寛解期より活動期のほうが強く，活動期には血便や腹痛などの自覚症状による身体的ストレスにもさらされている（**図2**)[7]．

● ストレスの処理能力には個人差があるが，UC はストレスの発散が不得手な患者が多いと考えられている注7)．

注7) UC 患者の性格の特徴として，感情を抑制する抑圧的性格，几帳面，頑固，服従などの強迫的性格，さらに依存的性格を有する傾向があることが指摘[8,9]されている．

● ストレスが過多になると抑うつ状態や躁状態に陥り，精神科の治療を要する患者も少

11

食事および生活指導

101

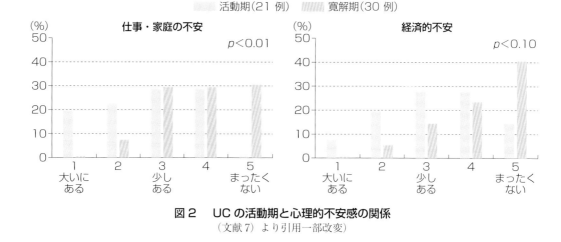

図2　UCの活動期と心理的不安感の関係
（文献7）より引用一部改変）

なくない．

● 身体面のみならず心理面の問題が生じた場合は，医療者が適切に支援する．

❷ 病状説明における留意点

● "難病で治らない病気"であるなど，患者に悲観的なイメージを植え付けないよう配慮する[注8]．

[注8] 具体的にはUC患者の90%程度は内科的治療で管理でき，抗TNF-α抗体製剤や免疫調節薬，血球成分除去療法などの有力な治療法も使えるようになっている．さらに寛解期であれば健常者と同じように生活でき，進学や就職，結婚，女性であれば妊娠や出産も可能であることなどを説明し，無用な不安を抱かせないよう配慮する．

● 高血圧や糖尿病などと同様に，長期的な薬物療法の必要性を理解させる．
● UCに対する一般的な治療法だけでなく，患者の病状に応じた具体的な治療法や予想される治療効果，副作用などについても十分説明する．

❸ 講演会や患者会の活用

● UCの病態や治療法についての理解は，主治医からの説明だけでは不十分な場合が多い．
● 病気に対する理解を向上させるためには，インターネットの活用のみならず，患者や家族を対象とした講演会や患者会への参加も効果的である[注9]．

[注9] 全国でUCやクローン病を対象とした患者会が組織されている．医療情報についての講演会，患者および医療者が小グループで日常の悩みなどを話し合う座談会や，患者用料理メニューの試食会などが定期的に開催されている．

● 講演会や患者会への参加は，医療情報が得られるだけでなく，多くの患者が同じ病気

と闘っていることを実感するよい機会である.

- 患者同士や医療者との連携強化にもつながり，心理面での安定を得るうえで有効な場合が多い.

❹ 支援の到達目標

- 最も重要な目標は，患者が病気や治療法について正しく理解し，患者自身の自立を促し前向きに治療が受けられる環境を整備することである.
- 再燃や増悪の誘因についても詳しく説明し，患者自身が日常生活を自己管理する必要性を理解させる.
- 病気が再燃したり心理面での問題が生じた際には，医療者が多方面から常時支援できる体制にあることを説明し，患者の不安を軽減するよう努力する.
- 医療者側も，医師だけでなく看護師や栄養士，ソーシャルワーカーなどが職種の枠を超えて包括的に支援する体制を整備することが求められる.

文 献

1) 潰瘍性大腸炎・クローン病診断基準・治療指針（令和元年度 改訂版）．厚生労働科学研究費補助金難治性疾患等政策研究事業「難治性炎症性腸管障害に関する調査研究」（鈴木班），令和元年度分担研究報告書．2020
2) 野口球子：IBD の食事〜何をどのように食べればよいのか．NPO 法人日本炎症性腸疾患協会（編）：IBD チーム医療ハンドブック（第 2 版）．文光堂，p.214-221，2012
3) 五十嵐正広 他：潰瘍性大腸炎の再燃因子に関する検討．日本大腸肛門病会誌 44：586，1991
4) 佐々木大輔：心身医学からみた炎症性腸疾患．朝倉 均 他（編）：炎症性腸疾患の臨床（改訂第 2 版）．日本メディカルセンター，p.277-284，2001
5) Sandborn WJ et al：Transdermal nicotine for mildly to moderately active ulcerative colitis. A randomized, double-blind, placebo-controlled trial. Ann Internal Med 126：364-371, 1997
6) 馬場忠雄：IBD 患者の生活指導と食養生．日医師会誌 125：181-185, 2001
7) 森瀬公友 他：炎症性腸疾患患者における Quality of Life の評価．日本大腸肛門病会誌 46：147-159, 1993
8) Engel GL：Studies of ulcerative colitis. Ⅲ. The nature of the psychologic processes. Am J Med 19：231-256, 1955
9) 林 繁和 他：炎症性腸疾患における心身医学的検討．消心身医 3：37-44, 1996

（小林清典）

11

食事および生活指導

1 炎症性腸疾患の公的支援体制

❶「難病の患者に対する医療等に関する法律（難病法）：平成 26 年法律第 50 号」[1] 制定の背景

● 難病法は，2015 年（平成 27 年）1 月 1 日から施行され，正式名は「難病の患者に対する医療等に関する法律」である．それまでは，1972 年（昭和 47 年）10 月発表の「難病対策要綱」に基づいて支援が行われ，この要綱では，①調査研究の推進，②医療施設の整備，③医療費の自己負担の解消，を 3 本の柱として考え，福祉サービスの面にも配慮がなされていた．

● ここでいう「難病」とは，a）原因不明，治療方法未確立であり，かつ，後遺症を残すおそれが少なくない疾病，b）経過が慢性にわたり，単に経済的な問題のみならず介護等に著しく人手を要するために家族の負担が重く，また精神的にも負担の大きい疾病と定義づけられた．

● さらに難病のうち，厚生労働省が定める指定難病を「特定疾患」と呼び，治療方法が困難で医療費も高額に及ぶため，医療費の負担軽減を目的として一定の認定基準を満たしている患者の医療費の一部を公費で負担する制度「特定疾患医療給付制度」が 1973 年（昭和 48 年）から行われてきた．この制度では，特定疾患治療研究事業の対象疾患である潰瘍性大腸炎（ulcerative colitis：UC）およびクローン病（Crohn's disease：CD）と診断された際に申請し，承認されれば特定疾患医療受給者証を交付され，所得に応じて決められた自己負担額を上まわった医療費が助成された．

● 旧制度では，特定疾患治療研究事業として認定された患者に医療費の助成を行ったが，2015 年 1 月 1 日施行の現行法では，「難病法」として法律に基づく制度が確立されたことにより安定的な財源の仕組みとなった．この法律による医療費助成は，以前と同様に原則として「指定難病」と診断されていることが条件となるが，この制度の最大の特徴は，①診断を行う際に難病指定医および指定医療機関の制定がされたこと，②重症度分類における病状が一定程度以上（個々の指定難病の特性に対して，日常生活または社会生活に支障があると医学的に判断される程度とされる）の場合に助成するという重症度が加味されるようになったことである．

❷「難病医療費助成制度」における重要なポイント

1）指定難病の定義

● 制度では，難病であってもすべての疾患が医療費助成の対象とはならず，以下に示す指定難病に限って適用されている．ここでいう「指定難病」の定義は，「難病の定義[注1]を満たしている」，「患者数が人口の 0.1% 程度以下（当面は 0.15% 未満：18 万人未満とされる）」，「客観的な診断基準が確立している」とされ，指定難病は，2015 年 1 月 1 日に先行分として 110 疾患が指定された．その後，2015 年 7 月 1 日に第 2 次告示として

表1　指定難病助成制度の要約

	助成制度（2015年1月1日から）
自己負担割合	2割
自己負担上限額の算定	複数の医療機関等の自己負担額の合算で算定
入院時の食事	負担限度額の対象外 ＊全額自己負担（経過措置期間は1/2負担）
区市町村民税非課税者/重症患者	自己負担あり
生活保護受給者	月額自己負担額0円
受給証の有効期間	申請した日から1年間

（厚生労働省「難病医療費助成制度概要」より作成）

196疾病，2017年4月1日に第3次告示24疾病，2018年4月1日に第4次告示1疾病，2019年7月1日に第5次告示2疾病が加わり，2020年6月現在で合計333疾病が指定されている．

注1) 難病の定義：①発病の機構が明らかでない，②治療方法が確立していない，③希少な疾病である，④長期の療養を必要とするもの，である．

2) 助成制度の対象患者

●以下の大きな2つの条件のいずれかを満たした患者が対象となる．
　①中等症および重症の患者が対象で，軽症の患者は対象外となる．
　②軽症患者でも特例注2)「高額医療の継続が必要」に該当する場合には対象となる．

注2) 特例の定義：（a）高額な医療が長期的に継続する患者：月ごとの医療費総額が5万円を超える月が年6回以上ある場合は「高額かつ長期」に該当し，月額の自己負担額は0〜2万円となる．（b）高額な医療を継続することが必要な軽症患者：月ごとの医療費総額が33,330円を超える月が年間3回以上ある場合は「高額医療の継続の必要」に該当し，月額の自己負担額は0〜3万円となる．

3) 助成制度の内容（表1）

●表1に助成制度の要約を示すが，特に以下の4つの点が，既存の制度と大きな変更点である．
　①患者自己負担割合は，医療費総額の2割である．
　②院外処方箋の薬剤費は有料となる（自己負担額をすべて合算したうえで，負担限度額を適用するため，院外薬局での保険調剤料も含まれることとなる）．
　③月額の個人負担上限額が設定され，その設定基準は，所得を市町村民税（所得割）の課税額で判定し，世帯内での対象患者の人数を加味して負担限度額を按分する．
　④外来・入院の区別なく，世帯の所得に応じた医療費の自己負担額（月額）が設定される．

12

社会支援

表2　指定難病助成制度―月額の自己負担額の詳細

階層区分	階層区分の基準 （夫婦2人世帯の場合における年収の目安）		患者負担割合：2割 自己負担額上限額（外来＋入院）		
			原則		
			一般	高額かつ長期[*]	人工呼吸器等 装着者
生活保護	（―）		0円	0円	0円
低所得Ⅰ	市町村民税非課税 （世帯）	本人年収 ～80万円	2,500円	2,500円	
低所得Ⅱ		本人年収 80万円超～	5,000円	5,000円	
一般所得Ⅰ	市町村民税 7.1万円未満 （約160万円～約370万円）		10,000円	5,000円	1,000円
一般所得Ⅱ	市町村民税 7.1万円以上25.1万円未満 （約370万円～約810万円）		20,000円	10,000円	
上位所得	市町村民税 25.1万円以上 （約810万円～）		30,000円	20,000円	
入院時の食費			全額自己負担		

[*]「高額かつ長期」とは，月ごとの医療費総額が5万円を超える月が年間6回以上ある者（たとえば医療保険の2割負担の場合，医療費の自己負担が1万円を超える月が年間6回以上）

（政府広報オンライン http://www.gov-online.go.jp/useful/article/201412/3.html#anc02 より一部抜粋）

4）自己負担額の内訳

● 表2に示すように，中等症～重症患者は，原則「一般」に分類され月額0～3万円の自己負担額となり，特例の「高額かつ長期」では月額0～2万円，軽症者は対象外となる．

5）難病の指定医，指定医療機関の認定基準

● 本制度では，新規でも更新でも申請にあたり，難病指定医が書類作成し，継続申請のみ協力難病指定医でも申請可能である．
● 難病指定医の条件：以下の①および②の要件を満たしたうえで，③または④のどちらの要件を満たすこと
　①診断または治療に5年以上従事した経験を有すること．
　②診断書を作成するのに必要な知識と技能を有すること．
　③厚生労働大臣が定める認定機関が認定する専門医の資格を有すること．
　④都道府県知事が行う研修を修了していること．
● 協力難病指定医：以下の①②③の要件を満たすこと
　①診断または治療に5年以上従事した経験を有すること．
　②診断書を作成するのに必要な知識と技能を有すること．

③知事が行う研修を修了したこと.
- 責務として，難病指定医（専門医資格によるものも研修資格によるものもともに）および協力難病指定医は，5年ごとに指定医の区分に応じた研修を受ける必要があり，有効期間は指定を受けた日から5年間である.
- 病院・診療所・調剤薬局などが指定医療機関となるためには，事前に都道府県知事に申請し認可を受ける必要があり，申請方法は都道府県ごとに定められているため，各都道府県の疾病対策課などに問い合わせる必要がある.

6) 助成対象患者の重症度評価基準

- 本助成制度は，重症度に比して助成の有無が決まるが，実際の重症度の評価は以下の方法で行う.
  ① UC では，厚生労働省の定める「臨床的重症度分類」（p.15 第1章表2参照）にて中等症以上が助成の適応となる.
  ② CD で　は，「IOIBD（the International Organization for Study of Inflammatory Bowel Disease）スコア」の10項目中の2点以上が助成の適応となる.
- いずれの疾患も軽症は助成対象から除外されるが，軽症（UC）あるいは IOIBD 2点未満（CD）でも，高額な医療の長期継続（月ごとの医療費総額が5万円を超える月が年間6回以上）が必要な患者は特例とされる.

7) 実際の申請方法

- 住民票，臨床調査個人票（診断書），医療費支給認定申請書，市町村民税（非）課税証明書，保険証などの必要書類を揃え，各市区町村窓口へ申請するが，その際の流れは以下の通りである.
  ① 炎症性腸疾患（inflammatory bowel disease：IBD）の診断を受けたら，難病指定医に臨床調査個人票（診断書）を記載してもらう.
  ② 前述の書類を揃え，居住する市区町村へ申請する.
  ③ 市区町村から都道府県へ書類が送付され，審査が行われる（診断基準を満たした指定難病であるか，重症度分類に照らして病状が一定程度であるか，などを審査する）.
  ④ 認定されると指定難病医療受給者証が発行される.
  ⑤ 指定医療機関を受診の際，受給者証を提示して助成を受けることが可能となる[注3].

[注3] 受給者証の有効期間は，申請した日から1年以内となり，引き続き助成を受けるためには有効期間前に更新の手続きが必要となる.

2 その他の社会支援

- 初めて IBD の診断がついた患者は，自身の病気を理解するための情報や，実際の体験談などを知りたい現状があるが，公的社会支援や医療機関で得られる情報は必ずしも十

分ではないことがある．具体的には，就労問題や教育問題だけでなく，住宅問題や生命保険などの情報も欲していることが多い．そこで，日本炎症性腸疾患協会（CCFJ）などのNPO法人や，各種の患者会の存在，各種webサイトやスマホアプリが，個々の質問に対応できる存在となっている．

❶ NPO法人 日本炎症性腸疾患協会（CCFJ：Crohn's & Colitis Foundation of Japan）[2]

- UCやCDなどIBDは，難病対策対象疾患となり，診断基準や治療指針は策定されているが，今なお患者および家族の生活面や病状に応じた対応は十分であるとはいえない．そこで，JFCC〔Japanese Forum for Crohn's & Colitis Patients：日本炎症性腸疾患 Quality of life（QOL）研究会〕は，1995年よりIBD患者および家族のより良い社会生活への一助となることを願い，有志の医療従事者と関係者によるボランティア的な活動を行っている．具体的には，IBDニュースの刊行配布，腸管障害セミナーの開催，市民公開講座の開催，料理レシピの刊行などであるが，多くの患者や家族は，それでも生活上の問題や不安を今なお抱えた状況にある．

- そこで，JFCCの従来の活動を充実させるために，公的法人とすることが必要と判断された．すでに欧米では，CCFA（Crohn's & Colitis Foundation of America）をはじめとしていくつもの財団がIBDの支援活動を行っていることから，日本でもNPO法人日本炎症性腸疾患協会（CCFJ）として，「UCおよびCDなどのIBDが広く社会一般に理解されることにより患者様およびそのご家族の生活の質（QOL）の向上に寄与すること」を目的に設立された．

- CCFJでは，IBDに関する①刊行物の発刊とその配布，②市民公開講座，医療相談などの情報提供活動，③市民，医療機関，公的機関，企業などのネットワークづくりの推進，④国内・国外の交流の支援，⑤原因および治療に関する研究支援，⑥新薬ないし新しい治療法の情報公開など，患者および支える家族の支援を行っている．

❷ 日本炎症性腸疾患学会（Japanese Society for Inflammatory Bowel Disease：JSIBD）[3]

- 2009年4月に全国規模の研究会として「NPO法人アジア炎症性腸疾患研究会」が発足し，2010年5月に「日本炎症性腸疾患研究会（JSIBD）」と名称変更され，学術集会の開催だけでなく，海外のIBD学会へ参加する若手医師の助成などを行っている．さらに，2013年には日中韓を中心にアジア地域でのIBD診療の向上と研究の発展を目的としてAsian Organization of Crohn's & Colitis（AOCC）が発足し，JSIBDを基盤としてCCFAやECCO（European Crohn's and Colitis Organisation）とともに国際的な舞台にアジア各国が上がっていく土台が築かれている．

- 同組織では，国内のIBD診療や研究レベルの向上を目的に若手医師を対象としたセミナーを積極的に行い，IBD診療に携わる若手医師のリクルートと育成にも力を入れている．JSIBDはさらなる拡充を目的に，2015年12月に名称を「日本炎症性腸疾患学

会」と変更して活動の幅を広げている.

❸ 患者会

- UC や CD の患者やその家族の療養上の悩みや不安を分かち合い,疾患や治療法に関する情報の共有,会員同士の交流および情報交換を図るため,全国各地に患者会という組織が存在している.各患者会の目的は,一人きりで深く悩むのをなくし,情報交換して共有することが掲げられているものが多い.
- 居住地の患者会を知る方法として,インターネットで検索することが勧められ,インターネット上に情報公開をしている代表的な患者会だけでも全国に 12 の患者会があり,容易に検索できるようになっている.大きな患者会では,独自に外部講師を招待して講演会などを開催し,患者自身や家族の理解を深める機会の提供を行っている.

❹ 各保健所の取り組み

- 各保健所では,専門医,栄養士や保健師を交えての勉強会や相談会を積極的に実施しており,患者や家族はこのような会に参加し,患者同士あるいは医療関係者との交流により病気に対する不安や悩みを乗り越える良い機会となっている.また,在宅難病患者のうち IBD 患者の食生活支援は,保健所栄養活動の重要業務でもあり患者の QOL 改善に大きく寄与している.

3 社会支援実施に向けた対応

❶ 医療や支援の均一化

- 医療や支援について,施設間あるいは地域間の差異は依然として存在しているため,これらをいち早くなくすことが大切である.具体的には,医療従事者に対する教育・研修プログラムや,最新の情報などの発信や周知が求められている.現在,大学病院や専門機関の臨床情報や研究情報を広く周知・共有する役割として,厚生労働科学研究費補助金難治性疾患等政策研究事業 **「難治性炎症性腸管障害に関する調査研究班」** が設立されており,活発に研究立案と実施,意見交換,情報周知作業が行われている.
- 同研究班において,毎年「潰瘍性大腸炎・クローン病 診断基準・治療指針」が発刊され,実地医家向けに「一目でわかる IBD」や「炎症症腸疾患の疾患活動性評価指標集」など,専門施設向けに「サイトメガロウイルス(CMV)腸炎合併潰瘍性大腸炎[症例集]」などの発刊を行い,周知活動に力を注いでいる.患者向けには,「潰瘍性大腸炎の皆さんへ 知っておきたい治療に必要な基礎知識」「クローン病の皆さんへ 知っておきたい治療に必要な基礎知識」「妊娠を考える炎症性腸疾患患者さんへ 知っておきたい基礎知識 Q&A」「炎症性腸疾患の手術について Q&A」「炎症性腸疾患患者さんの食事について Q&A」などが発刊され,調査研究班ホームページ[4]で閲覧・ダウンロードが可能となっている.

❷ 恒常的な支援体制の構築

●難病に対する医療費助成制度の見直しにより，疾患ごとの補助金が削減される方向に向かっている印象をもつため，患者や家族に対して，医療費だけでなく精神的にも支え，安心して治療を受け日常生活を送れるよう支援していく必要がある．現在，前述したNPO法人や患者会だけでなく，難病情報センターや難病支援センターなども存在するが，いずれも資金的あるいは人的にゆとりがあるとはいえず，恒常的に支援しうる社会支援組織の構築が望まれている．

4　新たな社会支援体制

❶ 新規ツールの開発：webサイトやスマホアプリ

●現在，治療情報のITツール，記録・服薬管理のITツール，就労支援情報のITツール，レシピのITツール，栄養計算のITツール，民間保険情報のITツール，学校生活のITツール，トイレ・ストーマのITツールなどさまざまな患者支援を目的としたwebサイトやスマホアプリが次々と開発され，配信されている．

❷ 難病指定医，指定医療機関の検索

●難治性炎症性腸管障害の調査研究班や，日本炎症性腸疾患学会，各種NPO法人などが周知活動を行ってきたが，それでも全国にまでは認知されておらず，患者および家族からの専門医や専門施設への受診希望が後を絶たない．現在，各NPO法人や患者会のホームページを中心に難病指定医と指定医療機関の検索を可能としているものも多くなっている．

❸ セカンドオピニオン，病診連携

●重症や難治性のIBDにおいて手術療法や高度な治療法の提示があった場合，患者および家族は，不安となりセカンドオピニオンを希望することもある．比較的に容易にセカンドオピニオンを得ることができるような体制づくりも求められている．

●一方で，IBD患者の転居や，症状安定により専門施設から実地医家に戻る際に使用できる病診連携用の共通フォーマットとして，**「逆紹介フォーム」**を難治性炎症性腸管障害に関する調査研究班で作成し，ホームページでも容易にダウンロードできるようになっている．

❹ 生命保険加入

●かつて「IBDと伝えると生命保険に加入できなかった」などの話を聞くことが多かったが，現在ではさまざまな保険会社で対応可能となりつつある．具体的には，三井生命がいち早く2007年からIBDの保険加入に対応していたが，その後各社「引受基準緩和型保険（限定告知型保険）」などの対応を行うようになり，加入可能なものも増えてき

ている.

おわりに

●IBD において，新規治療薬や寛解維持治療薬の開発，信頼度の高い疾患活動性マーカーなどの開発が急務とされさまざまな検討がされているが，患者数は増加の一途をたどり，完治はおろか疾患の広がりも抑制できていないのが現状である．引き続き原因や治療法の検索に邁進するのは当然であるが，患者および患者を支える家族が，症状的にも精神的にも経済的にも少しでも安定した生活を送れるように，公的および民間的に社会支援を強化していくことが大切である．

文 献

1）厚生労働省ホームページ：難病対策
https://www.mhlw.go.jp/stf/seisakunitsuite/bunya/kenkou_iryou/kenkou/nanbyou/index.html
（2020 年 8 月閲覧）
2）特定非営利活動法人 日本炎症性腸疾患協会ホームページ
http://ccfj.jp（2020 年 8 月閲覧）
3）特定非営利活動法人 日本炎症性腸疾患学会ホームページ
http://www.jsibd.jp（2020 年 8 月閲覧）
4）厚生労働科学研究費補助金難治性疾患等政策研究事業「難治性炎症性腸管障害に関する調査研究」班ホームーページ
http://www.ibdjapan.org（2020 年 8 月閲覧）

（猿田雅之）

12

社会支援

検印省略

潰瘍性大腸炎の診療ガイド

定価（本体 3,200 円 + 税）

2007年10月13日　第1版　第1刷発行
2011年10月5日　第2版　第1刷発行
2016年10月3日　第3版　第1刷発行
2021年1月24日　第4版　第1刷発行

編　者　NPO法人 日本炎症性腸疾患協会（CCFJ）
発行者　浅井　麻紀
発行所　株式会社 文光堂
　　　　〒113-0033　東京都文京区本郷7-2-7
　　　　TEL （03）3813 - 5478（営業）
　　　　　　（03）3813 - 5411（編集）

©NPO法人 日本炎症性腸疾患協会（CCFJ），2021　　印刷・製本：シナノ印刷

ISBN978-4-8306-2108-6　　　　　　Printed in Japan